U0272565

张 羽

《只有医生知道》作者

普通大众健康常识缺乏，所以才会出现网上健康养生帖乱飞。在中国做医学科普特别不容易，但作者一直笔耕不辍写了很多健康科普文章，影响面很广。希望这本书能让更多的读者受益。

于 莺

急诊科女超人

微博上医学科普，最推崇的人就是京虎子，不仅产量惊人，更令人折服的是基础知识的扎实和文字的朴实无华。说实话，学医的写本专业的科普书写得好的为数不少，但随便一个话题都能深入浅出的，唯有虎老师。这本书全力推荐！

李清晨

《心外传奇》作者

对于多数并非医学专业的读者来说，在当下掌握一些基本的医学常识是有必要的，所谓"管中窥豹，可见一斑"，我认为《疾病的模样》这本书可作为医学科普爱好者窥探医学世界的理想读物，同时也向年轻的医学生推荐这本书，希望同学们能在基础阶段即建立科学的思维方式。

欧 茜

儿科医生

疾病常令人焦虑，出于担忧，人们也许会被表象蒙蔽了双眼。在遭遇健康问题时怎样才能做个明白人？虎老师的医学科普随笔，将那些看似颠覆却又无比实用的健康知识娓娓道来，勾勒出疾病的真实模样，值得一读。

顾中一

知名营养师，科普作者

这本书我读起来津津有味，一方面，作者凭借丰富的阅历，用风趣的语言和令人印象深刻的事例阐释着使人警醒的观念；另一方面，书中有很多来自发达国家的最新资讯，学到新知识总是一件快乐的事。

宁方刚

烧伤超人阿宝，《八卦医学史》作者

《疾病的模样》这本书不是告诉读者如何诊断和治疗疾病，而是从观念入手，引导读者树立正确的疾病观，有助于防患于未然，有助于理解在生病时为什么医生那样做，科学理性面对疾病，从而做出正确的选择。

UNDERSTANDING
DISEASES

疾病的模样

京虎子医学科普笔记

京虎子◎著

清华大学出版社
北京

图书在版编目 (CIP) 数据

疾病的模样：京虎子医学科普笔记 / 京虎子著. —北京：清华大学出版社, 2016
ISBN 978-7-302-44631-6

Ⅰ. ①疾… Ⅱ. ①京… Ⅲ. ①常见病 – 防治 Ⅳ. ①R4
中国版本图书馆 CIP 数据核字（2016）第 179428 号

责任编辑：胡洪涛　王　华
封面设计：蔡小波
责任校对：赵丽敏
责任印制：宋　林

出版发行：清华大学出版社
　　　　　网　　　址：http://www.tup.com.cn, http://www.wqbook.com
　　　　　地　　　址：北京清华大学学研大厦 A 座　　邮　　编：100084
　　　　　社 总 机：010-62770175　　　　　　　　邮　　购：010-62786544
　　　　　投稿与读者服务：010-62776969, c-service@tup.tsinghua.edu.cn
　　　　　质量反馈：010-62772015, zhiliang@tup.tsinghua.edu.cn
印 装 者：三河市春园印刷有限公司
经　　销：全国新华书店
开　　本：148mm×210mm　　印　张：7.125　字　　数：177 千字
版　　次：2016 年 10 月第 1 版　　　　　印　　次：2016 年 10 月第 1 次印刷
定　　价：39.00 元

产品编号：071186-01

疾病对于生命来说，不是必须因素，有的人一生很少生病或者从未患过较为严重的疾病。但是对于绝大多数生命来说，疾病是不可避免的。我们在这一生中会患很多次急性传染性疾病，也会患一个或几个慢性疾病，最后无法避免地死于某一种疾病。如果可以选择的话，我想人们都会选择不生病或者少生病的人生，但那是极其罕见的情况，也是我们无法选择的。

既然疾病不可避免，就让我们了解疾病。

医生是为我们治疗疾病的，也是帮助我们预防疾病的，但是了解疾病则是我们每个人的责任。只有当您了解了疾病，才能在自己和亲人患病的时候做出正确的选择。

这个世界上有几乎数不清的疾病，没有人（包括医生在内）对每一个疾病都了解。这里所讲的了解疾病是把疾病作为一个整体，了解疾病有几种形式，了解身体与疾病的关系等，从而树立起正确的疾病观，对疾病有一个端正的态度，并落实在疾病预防和您及您的家人每一次生病上，这就叫做态度决定一切。

对疾病有个正确的态度，例如哪些疾病是自愈性疾病、如何对待慢性病、哪些症状属于身体的防御反应、人体的免疫系统是如何运作的，在此之上了解现代医学在与疾病做斗争的过程中不断取得的成就，从而树立起相信科学和信赖科学的世界观。

在我们的生活环境中，有多如牛毛的关于疾病的谣言。当遇到防病治病的问题的时候，您周围总会有热心人提出建议，而这些建议多半是不正确的，这个社会就是一个不尊重自己和别人身体的社会。

但是，这些谣言的传播与接受的形式完全是自愿的。人们之所以相信这些谣言，很大程度上不是因为传谣者有蛊惑人心的本事，而是因为这些谣言说到许多人的心坎里去了，让他们觉得特别爱听、特别可信，实际上很多谣言是为了营销的目的，投其所好而编造出来的。这种现象的根源在于大多数人没有正确的疾病观，在于中国式教育中科学教育的缺失与不足。

对于每个人来说，都需要不断地接受在疾病上的再教育。

我的许多读者反馈说，读了一段时间我的文章并结合自己与家人的治病防病实践以后，他们的三观重建了，有一种拨云见日的感觉。这是因为在我的文章中有很多"废话"，这些"废话"不像百科大全之类的书籍那样详细具体地告诉您某一个具体疾病是什么症状、该吃什么药，这些"废话"是让您对某个或某类疾病有全面的认识，让您从正确的角度看待某个或某类疾病，让您举一反三，在潜移默化中纠正了您在疾病上的观念。

下面的内容是从不同的角度记录了我在不断地学习和自我提高的过程中总结出来的对生命与疾病的体会，不奢望它们能够完全地让您接受，只希望它们能够引起您的思考。

当人们开始思考，世界就会改变。

目 录

疾病篇

1. 直面慢性病，拼的是态度 // 2

2. 维生素 Z：医生的抗生素情结 // 11

3. 医生应该让患者满意吗？// 15

4. 脱离剂量谈毒性，纯属耍流氓？// 19

5. 如何应对登革热？// 21

6. 笑尿了，怎么办？// 24

7. 咽炎 // 26

8. 可怕的皮肤松弛症 // 30

9. 从鼻塞说起，如何"治标又治本" // 33

10. "蛋疼" // 36

11. 妄想症 // 39

12. 牛皮癣 // 44

13. 生理期头痛，怎么办？// 49

14. 单纯疱疹病毒感染 // 52

预防篇

1. 谈谈抵抗力 // 56

2. 不干不净不生病？// 73

3. 预防孩子生病 // 77

4. 儿童防晒 // 80

5. 防蚊 // 84

6. 儿童要不要吃维生素 C 片 // 91

7. 少精 // 93

8. 避孕 // 98

9. 备孕 // 111

10. Get Smart // 113

11. 孕妇应该接种哪些疫苗？// 115

12. 儿童应该接种哪种流感疫苗？// 120

饮食篇

1. 吃哪种盐最健康？// 124

2. 咖啡与茶 // 129

3. 孩子挑食，拿他怎么办？// 137

4. 燕窝 // 143

5. 鱼胶 // 145

6. 牛奶，喝多少最佳？// 147

7. 玛卡，印加伟哥还是秘鲁萝卜？// 151

8. 热水烫洗餐具能消毒吗？// 154

9. 大米含砷的问题有多严重？// 158

生活篇

1. 排毒 // 164

2. 激光磨皮 // 168

3. 快速减肥危害大 // 172

4. 跑步过度有没有害处？// 175

5. 老年人该怎样锻炼？// 178

6. 睡眠 // 181

7. 男人乳房那些事 // 189

8. 同性恋基因存在吗？// 193

9. 胎儿越重越健康？ // 197

10. 关节响是怎么回事？ // 201

11. 冷暖 // 203

12. 唇 // 204

13. 连体婴儿是怎么回事？ // 206

14. 酸儿辣女是规律吗？ // 211

15. 多胞胎 // 213

16. 顺产的婴儿更聪明？ // 216

疾病篇

1. 直面慢性病，拼的是态度

一场疾病和时间的赛跑

写这篇文章的目的是希望纠正和改变读者对慢性病的态度，正因为许多国人对慢性病没有正确的态度，才给骗子可乘之机，才有了许多没必要的、无益甚至有害的过度治疗，才有了误信人言、骗术而放弃或者中断正确的治疗。

急性病发病急、病程短，比如传染病，得过之后就痊愈了，其中很多人因此有了免疫力，这辈子都不会得了。慢性病则病程发展缓慢，病情迁延不愈，得了之后往往就不会好了。在没有抗生素和疫苗的年代，急性传染病是人们死亡的主要原因，比如20世纪30年代中国北方人病死的原因中，传染病占了三分之二。今天很多烈性传染病得到了控制，慢性病比如心脏病和肿瘤就成了人们死亡的主要原因。

急性病有开始与结束，慢性病则只有开始，其结束或者因为该病而死亡，或者因为其他原因而死亡。慢性病一旦出现，往往伴随终生，治疗的效果不是治愈，而是控制，最好的结局是使之不复发。患者要习惯和慢性病共处，不管是几年还是几十年，只要控制住了，最终没有死于慢性病，就是胜利。

但是很多中国人不是这种思路，他们一厢情愿地认为所有的病都有可能治好，不管多少位医生告诉他们同样的事实，只要有一位可能连自己的名字都写不对的主儿说能治愈，他们就毫不犹豫地把命交给人家，结果往往不是被骗走了大半生的积蓄，就是过早地离开人世。

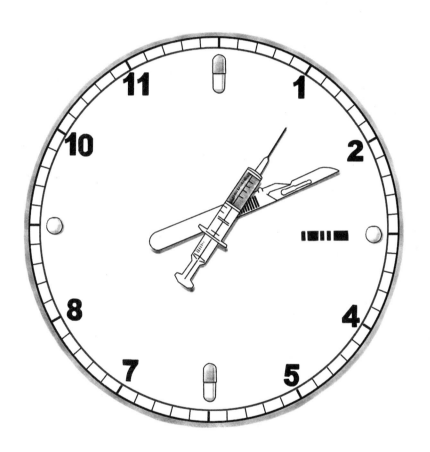

就拿肿瘤来说，医生能告诉你的是 5 年存活率，这里说的是 5 年以前被诊断出患这种肿瘤的患者还有多大比例存活，这些患者中的很多人还能多活很多年，这是对肿瘤及其治疗方法最合理的评估办法。这种办法的意义在于时间，和疾病做斗争在很大程度上是和时间赛跑，这一点很多中国人并不真正明白。

每个人都会死，对于多数人来说，不是死于这个病就是死于那个病，只有少数人是因为衰老导致身体功能退化而死，也就是寿终正寝。控制慢性病的最终目的就是让它不至于致死，比如现在对很多老年人的前列腺癌采取的办法是不治疗，因为等这种肿瘤增长到能够危及生命的程度时，患者早就因其他原因死亡了，而治疗则会有一些副作用，反而是没有必要的。如果我们能够控制住身体里的慢性病，让它在我们百年之前不危及性命，或者等它危及性命的时候我们已经九十多岁一百来岁了，这样在这场慢性病和时间的赛跑中，就是时间胜利了。

2015 年，又一位开国将军去世了，享年 105 岁，老人家在开国将领中是寿命最长的几位之一。但是外人所不知道的是，当年由于工作繁忙，加上恶劣的政治环境，老将军在 50 多岁的时候发生过心肌梗死，成为一名冠心病患者。患病之后，他没有相信偏方草药、吃乱七八糟的强心补品，而是认真听医生的话，按时吃药、注意休息、加强锻炼，成功地把自己的寿命延长了一倍，享受了 50 多年的幸福生活。

2015 年美国有一位老人庆祝了她 90 岁的生日，在她 33 岁的时候被诊断出患有乳腺癌，经过手术后，已经存活了 57 年了。不是所有的心脏病患者或者乳腺癌患者都能存活半个世纪之久，但现代医学技术会使每一位慢性病患者的寿命都有所延长。相反，一厢情愿地抱着彻底治愈的念头而依赖一些所谓的"神奇疗法"，则常常会使患者过早地去世，这样的例子在中国数不胜数。前一阵子有一个揭露"中医骗局"的报道，当事人之一因为岳父患糖尿病，他就到处找能够治愈糖尿病的所谓"名医"，一次又一次地被骗，还是继续上当，就是因为他认为得了糖尿病就应该想方设法根治。

有很多慢性病患者，在患病后除了认真服从医生的安排之外，同时亡羊补牢，纠正自己不健康的生活习惯，不仅控制住了所患的慢性病，而且也预防了其他慢性病，得以高寿。

总有一天，您会面临父母亲友罹患慢性病的处境，甚至是您自己罹患慢性病的处境，您将如何面对？

态度害死人

假设某人到本城一家医院看病，被诊断患上了肿瘤，立即接受治疗，然后就安下心来，泰然处之。这不是在中国，而是在美国。当然美国也有例外，有一位朋友在本县的医院被诊断为乳腺癌，治疗后不放心，去了美国最好的医院——约翰霍普金斯医院，那里医生的治疗方案和县里医生的治疗方案毫无区别。这是因为出色的现代医学教育和在职培训使得美国医生的水平有保障，也没有传统医学的因素。为什么她没有在手术前先去大医院看一下？因为肿瘤治疗的预后取决于早期发现、早期治疗，医生很可能家都不让回，更不会任由你先吃几个月草药了。

但是，这种情况通常不会发生在中国，人们往往在诊断之后奔向大城市，最后去北京、上海，直到所有的医生都告诉你患了肿瘤。之所以会出现这种情形，一方面是出于人们的心理，另一方面是由于大家对基层医疗水平不信任，怕有误诊。中国的医学教育和在职培训并没有实现医生质量的基本保障，形成了医疗水平参差不齐、人才流向大医院的局面，很多人不相信医生的诊断，被诊断为肿瘤等慢性病后更希望是误诊。

这种不信任的态度不仅是小地方人的思维方式，也不仅仅是对中小医院医疗水平的偏见，在我上大学时，同班同学在北医三院被诊断为阑尾炎，不做手术，托关系跑到其他医院去看，确认是阑尾炎无误，回三院做手术时几乎穿孔了。医学生尚且如此，何况民众？

　　这几天我脑海里老是浮现起幼年往事。当时老家的人一旦生了重病，先在县里医院看，不治疗；奔去长春，经白求恩医大我父母的同学看过了，也不治疗；奔北京，托我爸找北京的医生看，最好是主任级别的。那趟火车到北京的时间是凌晨，他们专挑周日，因为这天我父亲肯定在家，于是数不清的周日，我都在甜蜜的梦中被敲门声唤醒。

　　记得一次姑父带了一家人来，那孩子看着比我还小几岁，坐在那里不停地流鼻血，我爸一见就埋怨家长为什么拖这么久不治疗。下一次姑父来的时候说，那孩子回去后很快就去世了。这几天我脑海中总出现坐在我家沙发上不停地流鼻血的那个瘦弱的男孩子。如果从一开始就治疗，他的生命会延长多少年？他的病有没有可能被控制？

　　如果真有来世，希望他遇上一对明理的父母。

　　再假设如某人经过治疗，肿瘤控制住了，然后好几年跟没事人一样，不复查了，忙呀、奔事业呀，肿瘤复发也不治了。这种情况在美国肯定不会出现，大家都老老实实地定期复查，病情有变化赶紧治疗。在中国有很多人也会定期复查，但确实有人不是这样，不是因为他们不在乎自己的身体、不惜命，而是因为有人告诉他们，化疗副作用大，有人告诉他们，我能够治好你的病。这些人或者是假中医，或者是民间骗子，或者是假和尚、道士、气功大师。于是这些患者放弃了现代医学，不是不治疗也不是因为忙，而是成了骗子的猎物，喝草药、练气功去了。

　　当年我们实验室一位老技术员就是这样，长期高血压，吃降压药吃得好好的，突然有人说练气功治高血压，药不吃了天天练功，没多久就去世了，才五十几岁。大家数一数你们看到的、听到的身边发生的例子，看看有多少。

我再举个例子，研究生刚毕业时，一位开公司的同学求我帮忙，是他一个客户所托，山东来的，30岁左右，刚刚结婚，有一次晕倒了，在当地诊断为脑瘤。我带着他去了天坛医院的神经外科研究所，找了专家看了以后，诊断无误，又帮他在天坛医院住院，做了全面检查，专家建议是不治疗，希望肿瘤不增长。患者和家属也很满意，准备过几天就回去了。

那天我正在所里做试验，天坛医院的同学来电话说你介绍的那患者急着要走，说要去看其他医生。我让他拦住等我赶过去，匆匆把手里的试验结束，骑车狂奔，结果在天桥商场门口撞上了一位骑车急着接孩子的大哥，花钱给人家修车之后赶到天坛医院，那边出院手续已经办妥了。一问之下，得知他们听病房里的病友说外地有个专治脑瘤的神医，特别灵。我尽力劝，可是哪里劝得住，他们夫妻急匆匆地去找那位"神医"了。下一次再见到我那同学时，得知这位比我大几岁的年轻人已经去世了。

我不清楚这位憨厚的山东人是否死于肿瘤发作，但根据神经所专家的诊断，他起码还能活好几年，也许更久。

很多肿瘤不算不治之症，可是在许多中国人眼中，得了肿瘤就算得了绝症，就可以胡乱治疗和吃药了。同时患者及家属总会抱着一线希望，希望大师在民间，能够治好全世界科学家都治不好的绝症。这就是为什么中国肿瘤患者存活率远远低于美国。

我父亲死于直肠癌，原因是因为患癌部位，加上当年没有结肠镜筛查，诊断出来已经晚期了。他在治疗期间结识了一群患同样疾病的病友，他们中大部分没有到晚期，结果这批病友中我父亲是存活时间最久的。

记得那年回国时父亲已经卧床不起了，来了一位病友，住在同一家干休所，直肠癌诊断得比较早，治疗效果也不错，精神状态非常好，他建议我父亲和他一样练某种专治癌症的气功，被父亲回绝了，因为1957年气功第一次问世时，父亲参加了对气功的调查，知道是怎么回事。

几个月后给家里打电话时得知，那位叔叔去世了。

积极配合医生、定期复查、按时吃药是慢性病患者的准则。在美国，当患者提出有关替代疗法、补充疗法或者一些处于临床试验阶段的疗法的问题时，医生通常会给出明确的反对意见，大多数患者也会接受医生的意见和建议。而在中国，医生往往不会这样回答，甚至有些医生还会有意无意地推荐，加上病房里、社会上流传的骗子的信息，使很多慢性病患者过早地离开人世。按美国的标准，他们是被害死的。

如果相信奇迹，请相信科学

目前还有很多疾病没有有效的治疗方法，但这并不表明无法治疗，根据现阶段的认知和技术水平，采取保守疗法的效果最好，这也并不表明医学对这些病永远束手无策，还是我前面说过的：时间。

艾滋病刚刚出现时，不要说发展到艾滋病阶段了，感染艾滋病病毒就如同被判了死刑。30年过去了，虽然还没有有效的艾滋病疫苗，但在艾滋病治疗上已经今非昔比，在发达国家，大部分艾滋患者的病情得到了有效的控制，艾滋病已经从一种急性传染病变成了慢性病。这是我们这一代人所亲历的现代医学的奇迹之一。有很多艾滋病患者得益于之前的辅助疗法，坚持等到了新药物的不断出现，使他们的病情得到了很好的控制，他们的寿命不断地延长。反过来看，那些号称能治愈艾滋病的中药和神医害的人还少吗？

患者和家属都盼望奇迹，但是奇迹不在深山老林中、不是大隐隐于市、不在故纸堆中，奇迹在研究人员的大脑中、在科研和开发的链条里。奇迹不是传奇而是科学，或者说，只有科学能够创造真正的奇迹。

下面我讲一个奇迹。

1919 年，日后出任美国国务卿，先后两度出任最高法院大法官的查尔斯·休斯的幼女、12 岁的伊丽莎白被诊断为糖尿病。以当时的医疗条件，这种儿童糖尿病经诊断后存活不过一年，医生认为伊丽莎白只有半年寿命。

当年的父母们听到这个诊断后，有两种反应。一种是不相信医生，认为肯定有办法治好，就像今天的很多中国人一样，他们到处找声称能治好这种病的医生，不管是喝石油还是吞虫子，只要那所谓的医生说能治好，家长们都会掏钱。另一种是相信医生，放弃了，让孩子尽可能快乐地度过剩下的时光。

休斯夫妇则选择了第三种，他们相信医生，但希望现代医学能有比放弃更好的办法。弗雷德里克·阿兰医生有一种办法，用严格的饮食控制，使糖尿病患者骨瘦如柴，但能够存活数年。这种疗法并不被其他医生接受，他们认为反正早晚也是死，为什么不让孩子好好享受最后的时光？为什么要饿死？阿兰医生却认为只要活着，就有希望坚持到糖尿病能够有救的那一天。

这是一个渺茫到不能再渺茫的希望。休斯夫妇抓住了这个无比渺茫的希望，为此放弃了再次参选总统，尽管胜选的希望很大。这样做，休斯给了科学最大的信任。

将近 3 年过去了，伊丽莎白瘦到只剩下骨架，下唇干裂，牙齿上全是血，每天只吃不到 300 卡①热量的食物，可是尿中依然有糖。她能

_____

① 1 卡 =4.186 焦耳。

坚持这么久，已经是奇迹了，但也到了最后时刻，休斯夫妇把女儿从阿兰医生的疗养院接回家，准备陪伴她度过人生最后的一段时光。

就在这时，弗雷德里克·班廷研制出了胰岛素。休斯夫人带着女儿火速前往多伦多，请班廷治疗。因为要去巴西陪丈夫参加国际会议，休斯夫人把女儿托付给保姆，并留下一大笔钱，用于把伊丽莎白的尸体运回纽约，安葬在休斯家族墓地。对女儿的生命，她终于放弃了。

伊丽莎白没有死，胰岛素创造了奇迹，她的生命没有停留在15岁，而是活到了73岁。

这是将近一百年前现代医学创造的奇迹，这种奇迹在过去、现在和将来一直都会发生。在慢性病治疗上，癌症靶向药物已经进入临床应用，而且有几千种药物正在进行临床试验；干细胞研究已经到了厚积薄发的前夜，五年到十年之内会有大成，心脏病、糖尿病等疾病的治疗会有极大的改善。

目前需要的就是时间。对于众多目前没有有效治疗方法的慢性病患者来说，正确的选择是保守治疗，等待现代科学不断地创造奇迹，而不是相信骗子、庸医或巫医。

不是每一个人都有伊丽莎白·休斯的运气，但是如果能正确面对慢性病，几乎每个人的生命都会延长，其中幸运的人会遇见奇迹。

您相信奇迹吗？

如果您相信奇迹，请您相信科学吧。

2. 维生素 Z：医生的抗生素情结

　　维生素 Z 不是一种维生素，而是美国医生中流行的一个术语，指的是医生迫于患者的请求作为安慰剂让患者服用的抗生素。一个典型的例子是病毒性肺炎，尤其是发生在儿童身上。医生明知抗生素对病毒性肺炎毫无用处，但迫于患者家长的要求，通常会开阿奇霉素等抗生素，这种情况下抗生素的作用就如同维生素一样，毫无治疗效果，只有心理安慰效应。

　　临床医生们的心里往往有一个抗生素情结。在没有抗生素的年代，细菌感染是最让医生头痛的事。有人戏言，医生头上的每一根白发都代表着一位死于细菌感染的患者。在抗生素出现后，一是因为对细菌感染的恐惧依然存在于医学教育之中，让一代一代医生继承着；二是医生们对抗生素的认识存在问题，对抗生素过度信任和依赖导致过去半个多世纪抗生素滥用情况非常严重。

　　美国最近有一个病例，一位医生喉咙痛、发热、虚弱，让他想到有可能是链球菌感染，赶紧去看急诊。当然他和给他看急诊的医生都很明白，没有不管三七二十一地吃抗生素，而是先从喉咙取样，做细菌培养。

　　细菌培养的结果是阴性，说明不是细菌感染，而是病毒感染引起的。抗生素对病毒无效，这位患病的医生对这点很清楚。但是急诊室的医生还是给他开了抗生素，理由是细菌培养不一定可靠，服用抗生素可以预防继发性细菌感染。

　　患病的医生不想也没有力气和他争辩，拿着药方离开了，可并没有去拿药。这件事让他深刻体会到，"维生素 Z"并不全是医生迫于患者的压力而开的，他这种情况说明很大一部分"维生素 Z"是医生主动开的。在抗生素滥用上，医生不应该一味把责任推到患者身上，而应该承担起责任，改正这种行为。

我身边的情况也和他说的相符合，很大比例的医生对抗生素并没有正确的认识，只有从医生的角度入手，让医生们具备正确的抗生素知识，才能从根本上解决抗生素滥用问题。

我接触的那些对抗生素认识不正确的医生中，很多人没有意识到抗生素滥用的后果。

抗生素滥用最常被提起的后果是细菌耐药性，随着抗生素的广泛使用和滥用，耐药菌的问题越来越严重，其中有临床使用抗生素的原因，也有饲养业大量使用抗生素的原因。

有些医生认为，个别患者使用抗生素对细菌耐药性的整体环境影响不大，这种看法虽然有道理，但大部分医生都这么认为的话，他们的患者加起来就会影响巨大了。在这种认知的基础上，当面对病毒性疾病比如普通感冒时，这些医生认为使用抗生素可以预防继发性细菌感染，其收益要高于促进细菌耐药性进一步恶化的害处。

预防是医学领域被误解得最严重的概念之一。抗生素是治疗性药物而非预防性药物。确实有些药物能够起到一定的预防效果，但那是针对慢性病，比如阿司匹林可以对肿瘤提供一定的预防作用。对于传染性疾病而言，能够起到预防作用的只有能够刺激出免疫反应的疫苗。

用抗生素预防细菌性感染不仅从理论上不可能，也被实践证明了无效。磺胺药问世后，人们认为经常服用这种药可以预防细菌感染，结果导致在很短的时间内许多细菌产生了对磺胺药的耐药性。青霉素和链霉素问世后也是重蹈覆辙。只有当细菌感染存在时，抗生素才能产生效果。在没有细菌感染存在的情况下，抗生素只能促进细菌产生耐药性，而且还有下面将要讨论的其他恶果。

病毒性疾病的治疗药物也一样。由于病毒感染的特性，病毒性疾病的治疗药物通常需要在感染初期服用，被很多医生认为是能够起到预防效果的，因此滥用非常严重，其后果同样是促成病毒产生耐药性。

很大比例的医生认为，病毒性感染后继发性细菌感染很普遍，或者不容易区别病毒性感染和细菌性感染，因此使用抗生素是一种保险的做法。

就拿普通感冒来说，继发性细菌感染确实很普遍，但这种继发性细菌感染是因为呼吸道的表层细胞被病毒损伤后对存在于呼吸道的细菌敏感。这些细菌在正常情况下是不会引起感染的，在患普通感冒之后，这些细菌会感染受伤害的细胞并杀死这些表层细胞，除此之外不会造成其他伤害，与病毒造成的伤害并没有太大的区别。使用抗生素尽管能够杀死这些正常情况下无害的细菌，但对于疾病的症状和进程毫无影响。只有对于年幼和年老者，这些继发性细菌感染有时可能会比较严重，甚至感染肺深部细胞，出现细菌性肺炎等情况，只有这种时候才应该使用抗生素。

除了促进细菌产生耐药性之外，抗生素滥用对于患者个人的最大影响是伤害了存在于口腔和消化道中的菌群，因为抗生素会不问青红皂白地杀死所有细菌。存在于口腔和消化道的菌群中有很多是对人体有益的细菌，经常使用抗生素会改变这些菌群的结构。研究发现，经常使用抗生素，会使口腔菌群出现耐药性，并把耐药基因转移给肠道菌群。

根据美国的研究资料，儿童服用的半数以上的抗生素被用来治疗病毒性感染造成的上呼吸道感染，使得这些儿童对耐药性细菌更敏感。以艰难梭菌为例，每年全美出现 14 000 例儿童艰难梭菌腹泻死亡病例，而感染艰难梭菌的儿童患者 71% 在感染之前的 12 周服用过抗生素。

研究发现，由于抗生素对肠道菌群的影响，服用抗生素者食物中毒的危险性是不服用抗生素者的 5 倍。抗生素摧毁了肠道正常菌群对人体的保护功能，使得人体更容易被细菌感染。

和美国人相比，中国人得细菌传染性疾病的频率要高得多，并不是因为环境太脏，而是因为抗生素滥用，一有病就使用抗生素使得很多人对细菌感染非常敏感。抗生素滥用最直接的危害是减弱人体自身的防御能力，使得全民体质下降。

作为临床医生，应该重新评价自己对抗生素的认识，树立正确的观念，在医疗实践中坚持慎用和有的放矢的原则，帮助患者及其家属树立正确的认识，这是提高全民健康水平的一个重要的步骤。

3. 医生应该让患者满意吗?

在微信的同学圈里,几位在中国和美国当医生的同学在讨论是否应该在明知抗生素对病毒性肺炎等疾病无效的情况下,为了让患者满意而开抗生素。这是中国医生和美国医生经常面临的一个问题,也是抗生素滥用的一个原因。

让患者满意是否应该属于医生的职责?

医疗是服务的一种,患者是顾客,让患者满意似乎应该是医疗服务的一项准则。无论中美,都有人提倡医生要让患者满意,而且患者不满意的后果很严重,在中国是医院暴力,在美国是医疗诉讼。

医生是一个对专业技术和经验要求极高的职业,而且事关患者健康甚至生命,要经常做出风险性很大的决断,这种决断的技术含量非常高,和患者满意度常常有矛盾。如果是医德方面,让患者满足很容易。涉及医术,就不能够用患者是否满意作为评价标准了。

针对某些疾病和症状,特别是那些没有有效药物的病毒性疾病和自愈性疾病,患者往往希望医生开药,尤其是抗生素。在抗生素滥用的问题上,有医生的责任,也有患者的责任。告诉患者靠自愈很难让患者满意,还得冒一定的风险,所以很多医生选择了以开药来换取患者满意。

这种做法是有悠久历史的。1960 年以前,医生用无效药物以求使患者满意是很常见的做法。这些药物所起到的是安慰剂效应,传统医学的绝大部分药物都属于这类,在现代医学出现之前,甚至现代医学出现之后,所谓的医疗实际上主要仰仗着无效药物所引发的安慰剂效应。

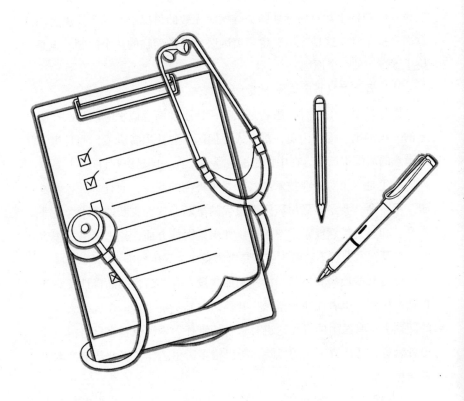

随机双盲试验出现后，才有了真正的验证药物疗法的可靠方法，不仅传统药物，甚至一些一直被认为是有效的合成药物也未出安慰剂效应的范畴，比如可待因止咳。近半个世纪以来，医生们才逐渐转变，强调疗效，如果没有有效药物的话，就任其自愈或者缓解症状。

但是，在医生之中，依然有很多人的观念还停留在 1960 年以前，甚至可以说这些医生占大多数。2009 年，美国国家卫生研究院(National Institution of Health，NIH)、哈佛大学和芝加哥大学联合进行了一项对 1200 名内科医生和风湿病医生的问卷调查，发现几乎半数医生经常为了患者满意而给患者开维生素、止痛药和抗生素。61% 的医生认为这从伦理上是可以接受的，甚至认为是医生的义务。41% 的医生开止痛药、38% 的医生开维生素、13% 的医生开抗生素，这些医生中的很多人真心相信这些药会有些效果，只有 2%~3% 的医生给患者开真的安慰剂，比如糖丸或者盐水。

如果调查中国医生的话，不仅这样做的医生占大多数，而且开抗生素、中药、抗病毒药、输液的比例会更高。

这个调查不仅证明无效药物的临床应用依旧很普遍，而且证明很多医生并不认为这些药是无效的，因此存在着巨大的药物滥用和过度治疗。上面列举的药物和补充剂都有其副作用，尤其是抗生素耐药性的问题，在中国还有中药未知的副作用和毒性。这些都是为了达到使患者满意而付出的代价。

不少医生认为这些代价与所收到的疗效相比是值得的，根据他们的个人经验似乎支持这种说法，但是 2012 年一项全美调查则得出了相反的结论。

这项对超过 5 万名患者的调查首先发现这些满意的患者往往会住院治疗，其医疗费用比其他患者高 9%，治疗药物的使用也高 9%。更重要的是，这些患者病死率高。按满意度分组，对医生最满意的患者的病死率要比对医生最不满意的患者的病死率高 26%。

上面这项调查说明让患者满意会导致医疗费用增高，更会害了患者。因为该怎么治疗是医生的分内工作，迁就患者有可能耽误治疗。

患者追求满意在很多程度上是因为医生们不同的态度，因为有很大一部分医生迁就患者，那么遇上不迁就患者的医生时，患者就会很不高兴，如果大部分医生都不迁就患者，根据专业知识而不是患者满意度来处理的话，患者就不会有那么多的要求。当然做到这一点需要勇气，在美国有的医生因为坚持不迁就患者而影响到自己的前途，在中国有的医生因此遭受医院暴力。

好的医生不仅仅是废寝忘食地为患者看病的医生，更应该是不迁就患者的医生，这才是真正的医德。

4. 脱离剂量谈毒性，纯属耍流氓？

"The dose makes the poison"是毒理学的基本原则之一，指的就是剂量和毒性的关系。这个原则不仅仅用于药物，而且用在所有的化学成分上，甚至水和氧气，如果喝得过多、吃得过多或者呼吸过多的话，都会让人中毒。

举维生素 C 为例。人体不能储存维生素 C，因此要经常补充，每日维生素 C 需要量为 75~90 毫克。维生素 C 的中毒量为 2000 毫克，会引起恶心、呕吐、烧心、腹部不适和头痛等症状。从食物中不可能摄取到中毒剂量的维生素 C，因此对于靠饮食补充维生素 C 的人来说，维生素 C 是一种很安全的膳食成分。但是，有一种理论认为维生素 C 可以预防感冒和癌症，需要每天摄入 5~10 克，这只能靠维生素 C 补充剂来实现。这种理论并没有临床证据，反而因为超过了中毒量而引起诸多副作用。不要说如此大量的维生素 C 摄入毫无根据，即便有一定效果，采取大大超过中毒剂量的量来实现预防和治疗的目的，本身就弊大于利。

维生素 C 是一种营养成分，有时也是药物，在正常情况下，维生素 C 的营养剂量和治疗剂量离其中毒剂量相去甚远，不会有什么问题，因此也不必因为罕见的副作用而避免使用维生素 C。

在药物毒性上有一个错误认识，即有人中毒并不代表某种药物有问题。在很多人的认识里，只有吃了就出现毒性的情况才算药物有毒性，否则都是因人而异。

由于存在个体差异，除非用巨大的剂量，没有一种东西能让所有人或者所有试验动物中毒。1927 年，半数致死剂量（LD_{50}）的概念出现后，一直作为急性毒性的指标。LD_{50} 是在进行大规模动物实验时，造成半数参试动物死亡的剂量。这个剂量是按千克体重计算的，用于人体也是按体重计算的。大多数 LD_{50} 是在大鼠身上得出的，少数来自小鼠等其他动物，也有直接来自人的，因为人比动物敏感。比如斑蝥素如果吃进去的话对人的 LD_{50} 是 0.5 毫克每千克，动物中最敏感的是马，LD_{50} 为 1 毫克每千克。此外用体重乘以 LD_{50} 的量不一定是致死剂量，还是以斑蝥素为例，20 千克体重的 LD_{50} 也就是 10 毫克便已经达到可能的致死剂量。

每种药物有其平均治疗剂量，大多数药物的平均治疗剂量和 LD_{50} 相差很远，因此很安全，但有少数药物两者很接近，比如地高辛，这类药在使用过程中要严格观察。现代制药业研发新药，实验室中研制出的成千上万种新药最终只有一种能够上市，原因就在于其有效剂量超过 LD_{50}，临床试验的前两期就是在检测药物的安全性，其后才检测其有效性。

每种药物的 LD_{50} 都不一样，彼此可能相差很远，所以不存在药物剂量越小，毒性就越小之说，而是要具体到每一种药物。有些药物服用很大剂量都没问题，有些药物很小剂量就会产生毒性。

服用药物一定要遵医嘱，不能因为剂量小而自己加量，因为也许这种药物平均治疗剂量与 LD_{50} 之间的空间不大，在接近 LD_{50} 之前，还有可能出现各种副作用。除非某些特定情况，安全性是要永远放在药物治疗的首位。

5. 如何应对登革热?

登革热（dengue fever）是登革病毒引起的疾病，最早记载这种病的是中国晋朝的文献，称之为水毒。因为此病导致肌肉疼和关节疼，在西方被称为"断骨热"。到了18世纪80年代，在北美、亚洲和非洲几乎同时出现登革热流行，也因此使这种病和其他病区分开。第一例登革热病例是美国著名医生本杰明·拉什在1789年报道的。

拉什是在《独立宣言》上签名的美国国父之一，几年后费城黄热病大流行中，他用放血疗法治疗了很多人，包括他本人，结果毁多于誉。拉什还是精神病学的创始人，从他开始，精神病被当作是疾病而不是异端。

登革热的病因及其传播途径直到20世纪才完全清楚，1906年，其传播途径被确定。1907年，登革热成为第二个被确定的病毒性疾病。这种病和疟疾、黄热病一样是蚊子传播的。登革病毒是RNA病毒，这种病毒早就存在了，但一直到几百年以前，这种病毒都是在野生动物中存在的，即在寄生登革病毒的伊蚊和灵长类动物之间循环，偶尔导致人类生病。但后来登革病毒开始在伊蚊和人类之间循环，登革热就成了真正的人类疾病了。这种例子很多，埃博拉就是一例，目前埃博拉还处于其宿主和灵长类之间的循环中，并没有真正进入人类，但这种威胁是真实存在的。

登革热的快速增加是因为"二战"期间的大规模人口流动，目前在全球110个国家属于常见病，全球每年有5000万到5亿多人被感染，导致50万人因此住院，25 000人死亡，其中南亚12国每年300万人被感染，6000人死亡，非洲则有20%的人口受到登革热的威胁。

在过去的半个世纪，登革热病例增长了 30 倍。登革热之所以增长得如此之快，有几种可能的原因，包括郊区快速发展，排水系统没有跟上；蚊子孳生地没有得到很好的控制；气候变化和病毒进化；国际旅行增加等几个方面。正因为有这么多因素，控制登革热相对来说很困难。目前有 25 亿人生活在登革热流行区，其中 70% 在亚太地区，使得登革热成为仅次于疟疾的虫媒传染病，也是亚洲地区严重的流行性疾病。

登革热患者病死率为 1%~5%，大部分人症状温和，一周左右自愈。温和症状包括高烧、头痛、皮疹、肌肉疼和关节疼。严重的症状是登革出血热，使得血压急剧下降，有可能导致死亡。

这些症状其他疾病也有可能，怎样才能确定是登革热？

不用确定，去过登革热流行区，突然出现这些症状的，就要去看医生。如果症状属于上面说的温和的，也用不着做特殊的病毒检验和分析，因为等结果出来了，你可能早就好了，或者早就很不好了。

登革热病毒有 4 型，感染之后会对此型病毒终身免疫，对其他病毒暂时免疫，因此最多有可能得 4 回登革热，这种多次感染者容易得出血热。

由于没有特效药物，治疗的关键是保持液体平衡，如果能够喝水和排尿，其他方面没什么问题的温和症状的患者吃点止痛药，回家忍着。重症的患者则要住院，进行支持治疗、输液，如果失血严重的要输血。

正在进行临床试验的登革热疫苗有几种，其中之一刚刚完成三期临床，安全性很好，有效性很不好。在泰国的临床试验，有效性仅 30.2%，最终是 56%，对 4 型病毒的有效率分别是 54.5%、34.7%、65.2% 和 72.4%，对登革热二型预防能力最差。另外一项研究也只有 60%，还是对二型最差。但疫苗可以使严重病例减少 80%。

预防登革热的关键在于蚊子，不要被蚊子叮咬。通过消除孳生地来控制伊蚊，首先要尽量确保没有开放式水源，如果做不到的话就往水里加杀虫剂。前者确实很难做到，后者有很大的健康隐患。半个世纪前全球灭蚊行动以失败告终，杀虫剂 DDT 对生态的影响一直到今天还存在。

在这种情况下，要采取个人措施以预防登革热。首先不要去登革热流行区，这也不容易，加上很多人就住在登革热流行区，包括中国南方的不少地区。这样就要采取穿长衣长袖，不要把皮肤暴露出来的办法，在休息和睡觉的时候要用纱窗、蚊帐，或者使用驱蚊剂。

但是这些方法目前看来效果都不好，而且受气候变化的影响，登革热将会保持继续上升的趋势，是今天和未来人类面临的严重健康挑战之一。

6. 笑尿了，怎么办？

尿失禁是女性的一个常见问题，40~60 岁的女性 47%~57% 发生过尿失禁，75 岁以上的妇女发生过尿失禁的占 75%。按这个趋势，100 岁以上的妇女发生过尿失禁的比例就 100% 了？！

最近美国医师学院（American College of Physicians，ACP）有个新的推荐，评价了对两型尿失禁治疗的利弊。这两型尿失禁一是压力型，也就是笑尿、咳尿、喷嚏尿；另外一型是急迫型，也就是憋不住，没到厕所就尿了。

经过评估，ACP 推荐压力型尿失禁者进行凯格尔练习（Kegel exercises)，这种练习可以增强盆底肌并支持膀胱、子宫、阴道和直肠的肌肉。根据资料，做这种练习与不做相比，效果达到 5 倍。ACP 不建议吃药，因为对压力型尿失禁无效。

因此，笑尿了，做练习，不吃药。

如果是急迫型，凯格尔练习就不管用了，要做膀胱训练，或者定时排尿。药物只有在膀胱训练无效之后才能使用，因为有副作用。

副作用都有什么呀？

口干、便秘 、头痛、失眠。

还有更严重的：头晕眼花。这个副作用最要命，该吃药了，头晕眼花了，不是死活打不开药瓶，就是药片塞不进嘴里。

因此，ACP 主席说，治疗尿失禁尽可能不用药。

有人两型尿失禁同时存在（真可怜），ACP 的建议是凯格尔练习与膀胱训练相结合。(这不是废话吗？)胖子要减肥和锻炼，瘦子要……（ACP 的建议里没提，肯定不是增肥。）

ACP 的新推荐没有涉及手术治疗。

最重要的是很多女性不会主动告诉医生，因此 ACP 建议医生在看病的时候多问一句：你尿失禁吗？

凯格尔练习称能提高女性性功能，达到性高潮。理论上，凯格尔练习应该有效，因为锻炼的肌肉和性生活有关。

不能想当然，要看试验结果。研究人员找了 32 位更年期后的妇女做实验，进行凯格尔练习 3 个月，每周两次，有医护人员指导，结束后测量肌肉强度，并进行问卷调查。

焦虑比例从练之前的 44% 下降到 28%。

但是从性生活的渴望、激动和满意度来看，没有改善。

白练了？

研究人员很失望，从试验设计上来看得到这个结果并不令人意外。人数太少就不说了，关键是没有对照组。在选择参试者上，应该选盆底肌强度弱的，找来的人不一定是因为盆底肌弱而性生活不协调或性冷淡的，做凯格尔练习有什么用？此外练的次数也太少，一周才练习两回。

也不能完全否定凯格尔练习对女性性生活的影响，因为女性性功能问题既是心理性的也是生理性的，凯格尔练习能产生一定的安慰剂效应。

7. 咽炎

　　普通感冒和流行性感冒（流感）的一个最难受的症状是咽炎，嗓子疼、刺痒、刺激，尤其当吞咽的时候，那叫一个难受。病了已经挺惨了，喝水嗓子疼，更不要说吃东西了。

　　普通感冒和流感会出现咽炎，但咽炎不仅仅是这两种病引起的，因此咽炎的症状也根据引发它的疾病而不一样。

　　造成咽炎的原因有很多种。

　　大多数的咽炎都是病毒引起的！下面看看都是些什么病毒性疾病会引起咽炎。

- 普通感冒：完了，没药，只能忍受。
- 流感：达菲之类的吃不吃没多大区别，但是如果接种流感疫苗的话，就预防住了，打疫苗去，年年打。
- 单核细胞增多症：这是 EB 病毒（espstein-barr virus，EBV）引起的，如果感染一次就不会再得了。这种病又叫接吻病，所以要少接吻。EB 病毒还会引起鼻咽癌。
- 麻疹：没说的，接种疫苗。
- 水痘：还是没说的，接种疫苗。
- 哮吼：这是儿童病，主要是由于副流感病毒造成的。

　　这么一看，接种相应的疫苗之后，有可能引起咽炎的就只有普通感冒和哮吼，而后者只是小孩子得，对一般人群来说，普通感冒是咽炎的最主要诱发因素，因此要少得普通感冒。可是人们经常感冒，有的人月月感冒，这就要找自身的原因，采取预防普通感冒的办法，比如勤洗手、少去公共场所。

少数情况下，细菌也会引起咽炎，这就是咽炎时人们普遍使用抗生素的原因，因为医生和患者的曾祖父、爷爷甚至爸爸那时候，得场咽炎可能没了命，留下的记忆就和忘不了的咸鱼一样，没有意识到现代医学早就有了抗菌药物。

引起咽炎的细菌性疾病当然也不是一种了。

- 脓毒性咽喉炎：是由化脓性链球菌引起的。
- 百日咳：由百日咳杆菌引起，有疫苗。
- 白喉：是由白喉杆菌引起的，和百日咳疫苗一起做成联合疫苗。因为有疫苗，由此造成的咽炎在发达国家很罕见，但在发展中国家还很多见。

因此细菌性咽喉炎主要是链球菌引起的，记住，是少数情况。链球菌曾经很可怕，有句话叫医生头上的白发每一根代表一位死于链球菌感染的患者。

除了病毒和细菌的因素外，还有以下几个原因：

- 过敏：对宠物的皮屑、真菌、灰尘、空气污染等过敏，还有可能是鼻涕倒流引发的并发症；
- 干燥：室内空气干燥，特别是冬季供暖，早上起来的时候尤其严重；
- 刺激：室外空气污染，室内的二手烟、化学物会导致慢性咽炎，咀嚼烟草、饮酒、吃辣的食物也会引起咽炎；
- 肌肉拉伤：看体育比赛大喊一通、在嘈杂的环境里大声说话时间长了等原因，可能使得咽部肌肉拉伤；
- 胃食管反流病：胃酸等反流引起咽炎；
- 艾滋病毒感染：感染艾滋病毒后免疫功能下降，会经常被感染，引起慢性或者复发性咽炎；
- 癌症：喉部、气管、舌部的癌症会引起咽炎。

怎么这么多致病因素呀？还躲得开吗？

有人躲得开，有人难点。咽炎虽然病因很多，但有它的高危人群：

- 青少年，尤其是儿童，不仅爱得咽炎，而且较容易患脓毒性咽炎；

- 吸烟或吸二手烟，这一条就包括了至少70%的中国人，您说中国的咽炎能少得了吗？

- 有过敏史；

- 有慢性和经常性的鼻窦感染；

- 在一个封闭的环境内生活或工作，比如幼儿园、学校、办公室、军队和监狱，这样的环境使得病毒和细菌容易传播，这又包括了一半以上的人；

- 免疫功能低下。

咽炎的起因这么多，症状自然就少不了。最主要的是疼，嗓子疼或者刺痛的感觉，吞咽和说话的时候更疼。然后是吞咽困难，嗓子干，脖子和下巴部位淋巴肿大，扁桃体疼、有白点和脓，嗓音沙哑。根据病因不同，伴随其他症状，如发烧、寒战、咳嗽、流鼻涕、打喷嚏、身子疼、头痛、恶心、呕吐等。

咽炎之所以这么让人难受并不是因为咽喉黏膜发炎和被感染了，而是因为身体对此的反应。身体将大量的血液送往咽喉，这样白细胞和抗体可以抗击感染，使得咽喉受损部位得以修复。为了快速送血，身体释放化学物，使局部血管扩张、组织肿大，这样一来就压迫咽喉的神经末梢，造成疼痛。

因此，这种疼痛是身体在发出警告：有哪里不对了，要注意。只是这种警告太严厉了。

儿童患咽炎家长要格外注意，值得去医院，当然不代表要接受治疗。尤其是出现下列情况要马上就医：吞咽困难和呼吸困难，还有不寻常地流口水，这就预示着可能不能吞咽了。

对于成人来说，如果出现下列症状就要就医：咽炎一周未愈、呼吸困难、吞咽困难、张嘴困难、关节痛、耳朵痛、皮疹、发热超过38.3摄氏度、唾液或痰里有血、咽炎经常复发、脖子上出现肿块、嗓音沙哑超过两周。

医生要确诊是否是细菌感染，可以从咽喉取样，如果细菌检测阳性的话，就可以确定是细菌感染，如果阴性的话，基本上是病毒感染。此外如果怀疑是过敏的话，可以做过敏试验。如果是慢性咽炎或者经常复发的话，应该去看耳鼻喉科。

确定病因关乎治疗，如果是细菌感染的话，就要用抗生素，一旦服用抗生素，就一定要吃完一个疗程，因为还有预防风湿热和严重肾炎的效果。

但是，如果不是细菌感染的话，就不应该服用抗生素，也没有服用抗生素预防细菌感染的道理。大部分咽炎不是细菌引起的，无论是病毒造成的，还是空气污染等其他原因造成的，在1~2周内是会好转的，这种情况下服用抗生素不仅无益而且有害。抗生素本身有副作用，比如腹泻、皮疹、恶心、腹痛等，偶尔还会出现可能威胁生命的过敏反应、肾中毒或严重的皮肤反应；更重要的是抗生素会使得生活在人体内的细菌变成耐药菌，一旦这些耐药菌引发感染，普通抗生素就不管用了。

虽然大部分咽炎无药可治，但是可以想办法让自己舒服一些。休息是一个办法，还包括服用布洛芬和对乙酰氨基酚等对付疼痛和发热、多喝水保持咽喉湿润、使用加湿器、避免二手烟和空气污染等。

预防咽炎还是要从勤洗手做起，不要共享食物，远离患者，注意消毒，这样就能避免病毒和细菌感染。

此外要戒烟，远离二手烟，如果空气干燥的话使用加湿器，户外污染严重的话尽可能待在室内，此时出门的话戴口罩。

咽炎不好受，唯有预防为主。

8. 可怕的皮肤松弛症

　　最近有一篇新闻报道，说的是一位年轻的女子生完孩子后脸部和脖子的皮肤开始松弛，半年以后她的面容像一位 60 多岁的老人，但嗓音和精力还保持年轻人的状态，经过诊断，她患有获得性皮肤松弛症。

　　皮肤松弛症是一种很罕见的疾病，因为弹性组织失常而出现松弛多皱纹、多余和下垂无弹性皮肤。皮肤松弛症分遗传性和获得性两种，遗传性皮肤松弛症在全球范围内大概有 200 个家庭，获得性皮肤松弛症则更为罕见。由于这种病过于罕见，没有人口发病比例的资料，这种病的发病率在性别和种族间没有差异。

　　皮肤松弛症的病因尚不清楚，很可能不是单一病因，目前有很多假设，其中多数认为和弹性纤维减少的机制有关，包括：

- 铜代谢异常或铜缺陷；
- 血清弹性蛋白酶抑制剂水平下降；
- 赖氨酰氧化酶活性下降；
- 弹性蛋白酶活性增加；
- 炎症后弹性组织离解；
- 免疫介导机制；
- 弹性基因表达下降。

　　此外，有的患者之前患有导致皮肤出现松弛皱纹的炎症，还有的患者有皮肤病家族史，有人发病之前使用过青霉素、青霉胺或者其他药物。

　　2011 年，越南一位 26 岁的女子被诊断为获得性皮肤松弛症。她于 2008 年吃海鲜后严重过敏，在当地药房买抗过敏药来吃，吃了几天无效后去看病，医生诊断为皮炎，开了药。这种药服用后出现了类似花粉过敏的症状，她停了药，去看草医。草医认为是肝的问题，于是她开始吃各种草药，吃了一段时间毫无效果。她又去看中医，吃中药一直吃到家里没有钱了，这时候她看上去像 70 岁的老太太，但体力还保持年轻人的状态。

经过胡志明市大学医院的诊断，她同时患有获得性皮肤松弛症和肥大细胞增多症。医生能做的是为她进行了整容手术，让她显得年轻了一些，但无法恢复到患病前的模样。与此同时，越南还发现了另外一例获得性皮肤松弛症，也是长期滥用药物后出现的。

发生在英国的一例是遗传性皮肤松弛症，母亲是皮肤松弛症患者，遗传给了小女儿，大女儿则一切正常，结果在学校，患病的小女儿常常不是被当成教师，就是被当成姐姐的妈妈，坐公共汽车的时候司机怎么也不相信她是个未成年人。

这个病例在媒体上公开后，有整容医生为她免费做了整容手术，这位女孩有了男朋友，开始了新的生活。

这几个例子因为症状出现在面部和脖子，因此引人注目，由于过于罕见，患病前后反差太大，一旦曝光，往往引起轰动。其实皮肤松弛症会出现在其他部位和器官，不仅会使人看起来很老态，还会导致寿命缩短和一些健康问题。

症状出现在表皮的话，主要影响外观，不会导致伤口愈合方面的问题。松弛的皮肤主要出现在眼睛周围、面部、脖子、肩膀和小腿，背部等部位也会出现，理论上身体各个部位都可能出现，通常最先出现在面部和脖子。

症状还会出现在消化道，这样的话会引起小肠和大肠憩室、直肠脱垂。

症状如果出现在肺部，会引起支气管扩张、肺气肿和肺源性心脏病。如果是获得性皮肤松弛症，肺部症状往往是肺气肿，是获得性皮肤松弛症患者最常见的死因。为了避免对肺部的影响，患者不要吸烟。

症状如果出现在心血管，会引起心脏扩大、充血性心力衰竭、心脏杂音、肺源性心脏病和主动脉瘤，也是会危及生命的并发症。

症状出现在骨骼，会引起臀部错位、骨质疏松和其他骨骼异常。

除此之外，还会出现疝气等症状。总的来说，遗传性皮肤松弛症患者的症状较轻，通常不会影响到寿命，获得性皮肤松弛症患者的症状有可能比较严重，也有可能出现危及生命的并发症。

目前没有任何方法和药物可以治疗和预防皮肤松弛症。氨苯砜有助于获得性皮肤松弛症患者消肿；对于皮肤皱褶、脱垂和疝气，可以用手术的手段纠正，但手术本身治标不治本，只能提供暂时性的效果，过一段时间，皮肤松弛情况还是会很厉害。目前有建议通过注射肉毒杆菌毒素来治疗，和美容的原理一样，让患者看起来年轻一些，也是一种暂时性的手段，但要比手术简单易行。

皮肤松弛症患者的医疗照顾要比其他疾病更为复杂。首先要看皮肤科专家，看看能否找到病因，或者相关因素。其次要看内科专家，评估一下对全身器官的影响。由于可能影响到心血管系统，严重的会危及生命，因此要定期看心脏病专家，进行心脏监护。最后如果影响到肺部的话，要看肺病专家。

9. 从鼻塞说起，如何"治标又治本"

西医治标是一个谎言，现代医学的实际情况恰恰相反，尤其是针对常见症状，现代医学讲究治疗其病因，而不是对症治疗。能治其病因当然好，不能治或者不知其病因则让身体自愈，至少可以想办法让患者感到舒适一些。但很多人的观念没有改变，他们无论发烧、咳嗽还是咽炎、鼻塞，首先想到的是要治疗症状，而不是想到解决病因。

人为什么会出现鼻塞？最主要的原因是因为鼻子里的血管和组织液体成分太多而肿大了，让人有一种闷的感觉。

既然这样，想办法让血管不肿大就成了，减充血鼻喷剂就是发挥这个作用的，使用后 30 分钟就见效。

但过一会儿又肿大了，再消肿，一会儿还肿，继续消，继续肿……

干吗老反复肿？是因为鼻子里有病毒或者细菌感染了，身体让血液多输送淋巴细胞去抗击感染，所以减充血是违背身体意愿的，只能暂时性地起作用。

果然，3 天以后连暂时都不管用了，鼻塞更为严重，这叫做药物性鼻炎，是身体发出的抗议。不是减充血鼻喷剂造成的，而是滥用减充血鼻喷剂导致鼻腔受损，血管再也无法消肿，反而导致更多的鼻塞，并且有可能影响对病因的诊断。这种减充血鼻喷剂滥用很严重，根据美国的资料，多达人群的 7% 存在滥用减充血鼻喷剂的情况。

鼻塞是标，不是本。有很多原因会导致鼻塞，这些原因不解决，鼻塞就无法消失，因此必须从病因入手。

鼻塞的原因主要有 4 种：

- 感染：主要是病毒感染，其中最主要的是普通感冒。成年人每年患 2~3 次普通感冒，儿童患普通感冒的次数更多。感冒病毒传播的最主要的途径是手到鼻途径，在用手揉鼻子的时候病毒进入体内，为了抵抗病毒感染，身体释放组胺，增加鼻部供血量，导致鼻部组织肿大，并产生大量黏液，导致鼻腔堵塞。抗组胺药和减充血鼻剂只能达到缓解的程度，还可以用生理盐水洗鼻，但真正解决要等感冒痊愈。治疗普通感冒唯一有效的药物是时间。

患普通感冒之后，鼻部对细菌抵抗力弱，有可能出现继发性感染，急性鼻窦感染会产生鼻塞和脓鼻涕，还会出现面部疼痛，这种情况需要用抗生素。

- 结构异常：鼻和鼻中隔畸形，这种畸形大多因为受伤所致。受伤往往发生在童年，7% 的新生儿在出生时鼻部受伤。畸形的话服药无用，如果影响呼吸的话要考虑动手术。一个最常见的情况是扁桃体肥大，孩子夜间会打呼噜、发出呼吸噪声；会多用嘴呼吸，导致牙齿畸形、下垂脸。这种情况要考虑切除扁桃体。

此外还有鼻部肿瘤和异物，小孩经常把异物塞进鼻孔。这些都要看医生，采取措施。

- 过敏：过敏性鼻炎也会出现鼻塞。这种情况要进行抗过敏治疗，解决了过敏，才有可能缓解鼻塞。

- 血管运动性鼻炎：心理压力、怀孕、高血压药物、甲状腺功能异常、前面提到的过度使用减充血鼻喷剂、香水和烟草的刺激等均可引起这种鼻炎。在侧卧的时候，下面的鼻腔端出现堵塞，影响睡眠。这种情况可以睡觉时用高的枕头，也可能考虑手术。

大多数的鼻塞只是让人感到不舒服，但有些情况不能大意，如果鼻塞超过 10 天以上、高热 3 天以上、流鼻涕伴有鼻窦疼和发热，有哮喘或肺气肿、服用降低免疫力药物、鼻涕里有血等情况，就需要看医生。小孩鼻塞更要重视，如果小孩两个月以下伴有发热，或者因为鼻塞而很不舒服、出现呼吸困难时，要去看医生。

鼻塞是一件比较讨厌的事，大多数的鼻塞都是普通感冒引起的，也只有等普通感冒好了，鼻塞才会好。因此预防鼻塞就要预防感冒，勤洗手方能少鼻塞。

从进化的角度，鼻塞确实算进化的缺陷，但也可以说是合理的。因为在有人类存在的大部分时间里，人都是十几二十个一群分散居住的，如果有什么传染病，可能这一群人都会有生命危险，因此用鼻塞作为一种标志，谁说话闷声闷气的，大家就可以分辨出来。

文明出现后，到处是传染病，就无法再用鼻塞做特征了，这东西就成了无用而难受的功能了，只能等多少万年后人类继续进化出感冒不鼻塞的功能吧。

10. "蛋疼"

网络的兴旺使得"蛋疼"这个词成了常用语，这个词据说来自游戏，不知道首创者是不是因为真有"蛋疼"的毛病才来了灵感。是的，"蛋"真的会疼。

蛋者，睾丸也。此物是男性生殖腺，与之相对的是女性的卵巢。卵巢藏于体内，从外表上看不到。睾丸则在体外，成为男性的一个明显的体征。

睾丸放在体外，肯定不是为了更好地识别男女。但这样的设计看起来有很大的缺陷，因为精子是生殖的重要成分，应该好好保护，放在体外很不安全，万一有什么意外，就会影响繁殖。

经过这么多年的进化，人体设计已经非常完善了，为什么还会存在这样的设计？科学家有几种解释，目前比较合理的解释是精子对温度比较敏感，适于在低于体温的温度下生存。如果放在体内，尽管可以控制睾丸的温度，但身体为了抗感染，经常会通过提高体内温度也就是发热来杀灭细菌、病毒等致病物，这样就会影响精子的质量或数量。睾丸在体外，在发热的时候就不受影响。

绝大多数男人有两个睾丸，个别人有一个，主要是因为隐睾。相比于隐睾，多睾更为罕见，罕见的程度是迄今为止不到 100 例，基本上是 3 个睾丸。

睾丸发生疼痛可能是其中一个疼，也可能两个都疼，是不是有 3 个都疼的就不得而知了。睾丸疼也可能是腹部疼痛引发的，因为睾丸很敏感，所以睾丸疼不一定能确定原因。

睾丸疼的原因非常多：

- 糖尿病神经病变：糖尿病会导致神经受损，以致睾丸疼痛。因此要预防和控制糖尿病，特别是男人，否则很可能"蛋疼"。当然，糖尿病的很多症状比"蛋疼"要严重得多。

- 附睾炎：睾丸发生感染，这种情况主要发生在 14~35 岁，或者是细菌感染，或者是性病，还有其他原因，可根据病因使用抗生素或其他药物。

- 福耳尼埃坏疽：这是一种很罕见的细菌感染，患者多见于 60~70 岁的老人。要立即治疗，使用抗生素点滴和通过手术切除坏死组织，但病死率依旧高达 40%，如果医院去晚了，病死率可高达 78%。得了这种病，蛋疼还是不疼真的无所谓了。

- 过敏性紫癜：这是小血管的炎症，真正的起因还不清楚，但半数是上呼吸道感染而引发的。

- 鞘膜积液：这种病一般不会引起疼痛，极少出现睾丸疼。

- 腹股沟疝：如果是这种病的话，最好去修补。

- 特发性睾丸疼痛：原因不明。

- 肾结石：这种情况下睾丸疼算轻的，后背或一侧疼起来有可能死去活来。

- 腮腺炎：接种疫苗就可以预防这种情况。

- 回缩睾丸：这种情况主要发生在幼儿。

- 睾丸炎：睾丸本身的炎症。

- 睾丸受伤：睾丸如果受伤的话，常常会疼。

- 睾丸癌。

- 睾丸扭转。

- 隐睾。

- 阴囊肿块。

- 精液囊肿。

- 泌尿系统感染。

- 精索静脉曲张。

- 输精管结扎术：写到这里一声长叹，精无，连"蛋"都会疼了。

写到这里，大家都明白造物主为什么让男人有睾丸了吧？

疼并快乐着。

11. 妄想症

好莱坞明星罗宾·威廉姆斯因为抑郁症而自杀，他除了患有严重的抑郁症外，还患有妄想症等其他精神疾病。

美国有一个病例，一位 39 岁的妇女因为私闯他人住宅而被捕。那人是她的前老板，几年前因为不堪她的性骚扰而解雇了她。她告诉警察，那人是她的丈夫，她正怀着那人的孩子。警察发现这位妇女另有丈夫，但她矢口否认，说自己被人绑架了 4 年，逃脱后到加州和丈夫团聚。警察越听越觉得她心理有问题，将她带到心理诊所，经过心理医生诊断，此人患有情爱型妄想症。

1990 年 1 月，一位因车祸而脑部受伤的英国年轻人出院后，他妈妈带着他去了南非，他认为自己去了地狱，因为那里很热。他认为自己死于败血症、艾滋病，而他正在借助他妈妈的魂魄在地狱里漫游，他妈妈则在苏格兰昏睡。此人患的是妄想症的罕见一型，虚无型妄想症。

妄想症是一种严重的精神病，患者无法分清真实和幻想。通常患者会认为被跟踪、被下毒、有阴谋论等，听起来是可能在真实生活中存在的，但都是他的幻觉。上面举的第二个例子是比较极端的一个，妄想症患者大多和第一个例子一样，可以继续像正常人一样社交和生活。妄想症很罕见，发病率在（24~30）/10 万，通常在中年和老年时出现，初次发病在 33~55 岁之间，女性多于男性，移民似乎是一个高危因素。

妄想症主要有以下几型：

- 情爱型：认为有人爱他（她），通常是名人，并会去骚扰妄想

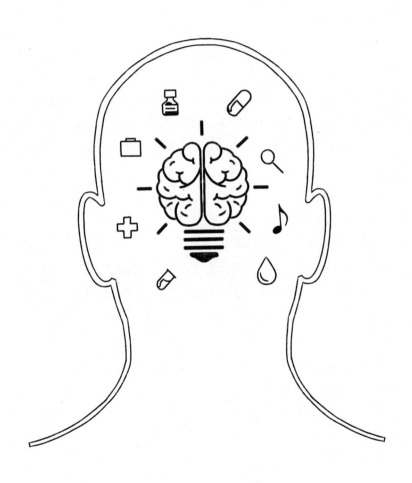

的对象。还有一个例子，某女子认为一名男子爱她，经常去骚扰那名男子，当发现那名男子和其他女性一起外出时，她变得非常嫉妒，居然攻击那位女子。

- 宏伟型：认为自己在财富、权力、知识和身份上很出色，相信自己是天才或者有重要的发现。例如某人固执地相信自己有一个非常重要的发现。

- 嫉妒型：认为自己的配偶或者伴侣不忠。例如有人总怀疑妻子有外遇，不仅经常跟踪对方，还常常把妻子锁在家中。

- 被害型：认为自己或者亲近的人受到不公正待遇，有人正计划加害他们，于是经常到有关部门申诉。例如某人坚持认为政府有一项计划让穷人变得愚蠢，他的责任是揭露这个阴谋，让政府下台。

- 身体型：认为自己有体质缺陷或者疾病。例如一个人坚持认为自己左脑血管倒流，导致脑部很不舒服。

- 混合型：同时存在上述几种。

除了这几种主要型之外，还有一些罕见的情况，比如上面介绍的那个虚无型的例子，还有一些无法被分型。

除了妄想症症状之外，患者易出现暴躁、易怒、情绪低下，常有幻觉。妄想症患者常常伴有抑郁症，这是妄想症的直接后果或者间接后果。妄想症会导致暴力行为或非法行为，比如情爱型的会去骚扰其所认定的爱她的人或其对象，导致触犯法律。妄想症患者也会渐渐和其他人疏远。

妄想症的具体原因还不清楚，有以下几个因素。

- 遗传：妄想症患者的家族中多有妄想症或精神分裂症患者，尤其是一级亲属，说明有可能有遗传因素，和其他很多精神病一样，妄想症相关基因很可能是由父母传给子女的。

- 生化：科学家正在研究大脑不同区域的异常和妄想症的关系，

知觉与思考相关的大脑区域的异常很可能和妄想症的发展有关，这些异常包括大脑的化学物质失去平衡等。

- 环境和（或）心理：有证据显示压力会诱发妄想症，酒精和药物滥用也会诱发妄想症，与世隔绝的人、社交有限的移民、视力或听力不好的人等都比其他人容易发展成妄想症，说明环境和心理因素也会起到一定的作用。

妄想症的症状持续时间比较短暂，没有特定的诊断办法，医生会首先采取排除法，排除其他原因比如药物引起的老年痴呆、感染、代谢异常、内分泌异常等，然后排除其他心理异常，再通过面试和问卷，综合各方面的信息做出诊断。

妄想症的治疗包括药物和心理两方面，这种病很难治疗，主要因为患者本身没有意识到患病。这种心理因素很强的疾病如果患者不配合的话，很难收到较好的效果，但如果积极用抗精神病药物治疗的话，半数患者的情况都会得到一定的改善。

心理治疗最好采取个人治疗而不是像其他精神病患者那样分组治疗，还可以采用认知行为疗法和家庭疗法进行治疗。

药物治疗包括已经使用了半个世纪的常规抗精神失常药物，这种药物阻断脑部多巴胺受体，包括氯丙嗪、洛沙平、氟非那嗪、氟哌啶醇等。

其次是非典型抗精神失常药物，这种新药的副作用小，除了阻断多巴胺受体外，还阻断脑部血清素受体，包括利培酮、氯氮平、思瑞康、齐拉西酮等。

如果出现焦虑、抑郁等症状的话，可以服用镇静药和抗抑郁药；如果病情严重到伤害自己或者他人的话，就必须住院直到症状得到缓解。

妄想症的治疗效果因人而异，取决于患者的生活环境、周围的支持情况和本人是否愿意配合治疗。这是一种慢性疾病，但经过治疗，很多人的症状会消失，有的人可以完全恢复，有的人虽然复发，但症状较轻。

对于妄想症的治疗来说，最大的问题是大多数患者自己没有意识到患病，对于精神病患者尤其是妄想症，很难自己意识到，也很难说服他们，即便意识到，也很难启齿，如果不治疗的话，妄想症会伴随终生，甚至导致严重的后果。

目前没有办法预防妄想症，能够做到的是早期诊断和早期治疗，这样可以改善患者的生活质量。

12. 牛皮癣

牛皮癣即银屑病，是常见的皮肤病。有人把全球银屑病的 53 篇流行病学研究统计了一下，发现总人群的发病率，儿童发病率从台湾的 0 到意大利的 2.1% 之间，成人发病率从美国的 0.91% 到挪威的 8.5% 之间。年发病率，儿童按美国的预计为 40.8/10 万，成人为美国的 78.9/10 万到意大利的 230/10 万之间。发病率根据年龄和地区而有所不同，离赤道越远，发病率越高。全球的发病率大约在 2%，中国内地约为 0.47%，全球大约有 1.25 亿人患病。

银屑病是一种因为免疫系统过度反应引起的慢性皮肤病，皮肤细胞生长过快，这些多长出的细胞在皮肤表面形成厚厚的、银色的鳞屑和痒的、干的、有时候很疼的红色斑块。

银屑病的症状时好时坏，而且因人而异。儿童常见小块鳞屑，其他症状包括被银色鳞屑覆盖的红色斑块，斑块有大有小；还有干裂的、有可能出血的皮肤，痒、疼；厚的、有凹痕、隆起的指甲；肿大、僵硬的关节。大多数银屑病患者的症状出现几周或者几个月，然后好转一段时间，甚至可以彻底缓解。

病因

银屑病分几型，最常见的是斑块型，还有指甲型、鳞屑型、点滴型、皮褶型、脓疱型和红皮病型，外加银屑病关节炎。和其他皮肤病一样，银屑病的病因还不是十分清楚，但比其他皮肤病好一些的是，对这种病的病因已经有了大致的了解，主要和免疫系统有关，是由于

T 细胞错误地攻击皮肤细胞，引发其他免疫反应，包括斑块周围皮肤血管扩张、进入皮肤表层的白细胞增多，这样导致健康皮肤细胞和免疫细胞产生过多，这些新生的皮肤细胞过快地移至皮肤表层，结果死细胞和白细胞来不及脱落，导致斑块形成，这是一个恶性循环，除非有外因介入，否则不会停止。

虽然具体原因清楚了，但 T 细胞为什么出错则还不清楚，研究发现有遗传因素，也有环境因素。

银屑病症状恶化是有诱因的，如果找到诱因的话，可以尽量避免。这些诱因包括感染，例如咽喉炎和皮肤感染、皮肤损伤、压力、寒冷、吸烟、酗酒，药物包括锂盐、高血压药、抗疟疾药、碘。

银屑病的危险因素首先是家族史；其次是病毒和细菌感染，HIV 感染者患病的几率高，反复感染特别是患咽喉炎的儿童和青年人患病的几率高；然后是压力，压力会影响免疫系统，增加患银屑病的危险；之后是肥胖和吸烟。

银屑病最主要的并发症是关节炎，导致关节损伤、衰弱、丧失功能；其次是眼部问题，包括结膜炎、睑炎、葡萄膜炎。严重银屑病患者常常是肥胖症，但肥胖症和银屑病究竟孰因孰果还不清楚。银屑病越严重，患 2 型糖尿病的风险越高。银屑病患者高血压的比例高，患心脏病风险高 3 倍。

个人护理

银屑病的个人护理上可以采用下列方法。每天洗澡，可以洗去鳞屑；不要用热水，否则会加重症状；用温水和温和的肥皂。

使用护肤霜，洗完澡后马上用，如果天气冷或者干燥的话，每天抹几次。

让皮肤暴露在日光下，但时间不要太长。短期日光浴有助于控制银屑病，时间过长则会刺激其症状恶化或者爆发，可以涂抹防晒霜。

不要饮酒，因为会减弱一些治疗方法的效果。

治疗银屑病有两个角度，一是减缓皮肤细胞生长速度，这样炎症和斑块就会减少；二是去除鳞屑。银屑病的治疗先从温和的方法开始，不到不得已不使用猛药，目标是发现最有效、副作用最少的疗法。

银屑病的症状和病程周期因人而异，而且很难预测，疗效也因人而异，皮肤细胞也会对药物产生耐受，因此要配合医生，找到适合自己的疗法，并根据情况改变治疗方案，既争取最好的效果，也避免副作用。

治疗

其一是局部用药。首先使用皮质类固醇软膏，治疗轻度到中度的银屑病。从低剂量开始，长期使用高剂量皮质类固醇会导致皮肤变薄和效果减弱，因此只在发作时使用，控制后便停药。

卡泊三烯（calcipotriene）、罗钙全（rocaltrol）等维生素 D 类似物可以减缓皮肤细胞生长速度，可以治疗轻度到中度的银屑病。前者对皮肤有刺激，后者贵，但刺激小。

地蒽酚（anthralin）可以使皮肤细胞的 DNA 恢复常态，去除鳞屑，使皮肤变得润滑，但很刺激皮肤，要短期使用，然后洗掉。

他扎罗汀（tazarotene）可以减少炎症，使皮肤细胞的 DNA 恢复常态，同样刺激皮肤，使得皮肤对日光敏感，因此要用防晒霜。因为有出生缺陷的可能，孕妇、备孕和哺乳期妇女禁用。

他克莫司（tacrolimus）和吡美莫司（pimecrolimus）等免疫抑制剂是用于治疗特应性皮炎的，但研究发现对银屑病也有效果，因为这种药可以破坏有活性的 T 细胞，以达到减少炎症和斑块的效果，但长期使用这种药会增加皮肤癌和淋巴瘤的危险。这种药可以用于眼部等敏感部位，其他药物由于对皮肤刺激太厉害不能用于眼部。

水杨酸可以清除皮肤死细胞，减少鳞屑，和皮质类固醇等合用可以增强其效果；还有含水杨酸的洗头液和液体，用于处理鳞屑型银屑病。

煤焦油可以减少炎症和鳞屑，具体原因不清楚，基本上没有副作用，但太黏，味道很大，会弄脏衣服，孕妇和哺乳期妇女禁用。

护肤膏能止痒、减少鳞屑，还可以保持皮肤湿润，尤其是其他治疗方法所导致的皮肤干燥。

第二种治疗方法是光照。短期接触日光中的紫外线可以杀死皮肤中的活性 T 细胞，这样皮肤细胞生成的速度就减慢了，但长期暴露于日光中则会使症状恶化；还可以用紫外灯，或者紫外灯和煤焦油等药物进行联合治疗；此外还有准分子激光。这些疗法都会导致皮肤红、痒和干燥，可以用护肤膏加以缓解。

第三种治疗方法是口服或注射药物，用于治疗严重的银屑病或者对其他疗法产生抵抗性的银屑病。维 A 酸（retinoids）是一类维生素 A 相关物，可以减少皮肤细胞生成，用于其他疗法无效的严重银屑病，但停药后症状再现；副作用是嘴唇发炎和脱发。阿曲汀（acitretin）可以导致严重的出生缺陷，用药的妇女至少 3 年内不得怀孕。

甲氨蝶呤（methotrexate）可以减少皮肤细胞生成、抑制炎症，在部分人身上能减缓银屑病关节炎的进展，长期使用副作用很严重，可以导致肝损伤，红细胞、白细胞和血小板生成减少。

环孢素（cyclosporine）能抑制免疫系统，和甲氨蝶呤效果差不多，但能够增加感染、肿瘤等的危险，高剂量或长期使用增加肾病和高血压的危险。

免疫调变剂包括依那西普 (etanercept)、英利昔单抗（infliximab）、阿达木单抗（adalimumab）、优特克单抗（ustekinumab）等，这些药是注射剂，用于治疗其他治疗方法无效者或者银屑病关节炎。这类药阻断免疫细胞与炎症通道的相互作用，但用的时候一定要慎重，因为服药者有可能患危及生命的严重感染，使用之前要看是否患结核病。

此外还有一些试验性药物，银屑病的药物研发颇为活跃，新药不断问世，是否能够彻底治愈和控制银屑病，让我们拭目以待吧。

13. 生理期头痛，怎么办？

头痛，乃人生一大苦事。会头痛的人大约占人群的 10%。头痛者中女性占多数，平均每 4 个头痛的人里面有 3 个是女性。头痛还和年龄有关，多见于 20~55 岁之间，因此治疗头痛最有用的办法是时间，随着年龄增长，头痛会渐渐好转。别笑，这是大实话。

女性患头痛的时间通常在 20~45 岁之间，在这段时间，女性们除了承受着工作、家庭、社会等方面的压力之外，还会定期来月经。结果患头痛的女性中 50%~70% 在经期前、经期中或者经期后出现头痛，这就出现了所谓的经期头痛。

上面说了，时间是治疗头痛最好的办法，坚持到绝经就是了。但这不是办法，因为这些经期头痛的女性中只有很少一部分仅仅在经期才头痛，大部分人不仅经期头痛，在其他时候也会头痛。

说到这里，女性们会觉得很沮丧，怎么摊上头痛了。凡事要想开点，由于女性有传宗接代的任务，因此比男性有生存优势，女性的寿命比男性长，但比男性容易头痛，这就是所谓祸福相倚，人生嘛，就是这样。

至于为什么头痛，其真正原因还不清楚，通常认为是异常的脑部活动暂时性地影响神经信号、化合物和脑部血管，很可能是基因的原因造成对不同的诱发因素敏感，因此头痛是有家族史的。

造成经期头痛的主要诱因是体内激素变化，是被经期雌激素水平降低或者变化诱发的。研究发现 14%~28% 的女性头痛可能仅仅与经期有关，头痛通常始于月经前两天，因为此时雌激素水平下降。

对付经期头痛的办法有用冰袋敷在脑部和颈部；做一些放松锻炼；

吃止痛药或曲普坦，如果分别吃不管用的话就两者同时吃。

是不是坚持到更年期就好了？这些经期头痛者 2/3 进入更年期后症状好转，剩下的 1/3 不仅没有好转，可能会更严重，尤其是进行更年期激素疗法者。更年期结束后最严重的头痛症状会消失的，到了这时候，时间才真正见效。

出于避孕的目的，不少女性吃口服避孕药。因为口服避孕药是性激素，服用后有可能改善头痛，也有可能加重头痛，此外还有可能对头痛毫无影响。

为什么会这样？专家的回答是不清楚。那些服用口服避孕药后头痛加重者，其头痛通常会发生在经期的最后一周，这是因为如果按月服药的话，最后 7 片药是不含激素的安慰药片，是为了让人保持每天吃药的习惯而做的安排，这样一来体内雌激素水平快速下降，诱发了头痛。如果出现这种情况，要使用安慰药片少的，或者没有安慰片的避孕药，还可以改用雌激素含量少的，或只含孕激素的药片。如果发现服用避孕药可以改善头痛，可以用它来治疗经期头痛。

对付经期头痛最有效的办法是预防，如果月经正常的话，计算好日子，在月经到来之前，提前几天吃止痛片或曲普坦，一直吃两周。如果月经不正常的话，可以天天吃止痛片或曲普坦。这样经常吃药对身体有没有其他影响？是有的，特别是布洛芬等非类固醇抗炎药物，有的证据认为有好处，也有的证据认为有坏处。

除了吃药之外，改变生活习惯，尤其是减压和经常锻炼，有可能减少经期头痛发作的频率、持续时间和严重性。

在中国，治疗和预防经期头痛和头痛的办法很多，基本上无效或者只是安慰剂效应，比如补充营养，吃各种补充剂、养生茶之类，都是毫无根据的。因为头痛的真正原因还不清楚。如果仅仅是改善饮食的话，没有好处也没有坏处，但胡乱吃药物和补充剂的话，就是没有好处却有坏处了。

民间流传各种治疗头痛的方法，比如推拿；不断用尖头梳子梳理头皮以改善脑部供血；用热水浸泡双手，并用热毛巾敷于头部，每次30分钟；喝甜饮料以增加血糖。这些没有科学依据的方法，多数是无法根本解决头痛的。

对付经期头痛确实没有立竿见影的效果，因此就成了过度治疗的重灾区，那些东西真的无效，无非是一些安慰剂疗法，不如去锻炼身体，减减压。

14. 单纯疱疹病毒感染

单纯疱疹病毒有两型，单纯疱疹病毒一型（herpes simplex virus-1，HSV-1）和单纯疱疹病毒二型（herpes simplex virus-2，HSV-2），现在正式的名称是人类疱疹病毒一型（human herpes virus-1，HHV-1）和人类疱疹病毒二型（human herpes virus-2，HHV-2）。这两种病毒和两种病有关——口唇疱疹和生殖器疱疹。单纯疱疹病毒一型主要引起口唇疱疹，单纯疱疹病毒二型主要引起生殖器疱疹，但这两种病毒都既能感染你的嘴，也能感染你的生殖器。

为什么会发生这种情况？口交。

如果口交的时候，一方正患口唇疱疹，就会把 HSV-1 型病毒传给生殖器。如果一方正患生殖器疱疹，就会把 HSV-2 传给口唇。当然这种情况在整体感染中算少数。

中文的"疱疹"借自中医，主要指天花和水痘引起的可以看得见的症状，因为一些病毒也能引起类似的症状，就把 herpesviruses 这个词翻译成疱疹病毒。天花已经灭绝了，人类疱疹病毒并不一定会出疱或者出疹。herpes 这个词源自希腊语 herpein，意思是潜伏的，疱疹病毒是一类能在体内长期潜伏的病毒。

单纯疱疹病毒和人类的多数致病病毒一样来自动物，这种动物是人类的近亲猩猩。HSV-1 从猩猩进入人体发生在 600 万年前，HSV-2 则发生在 160 万年前，那时候人还不能算现代人，猩猩也不能算现代猩猩，这种跨物种的关系相当于今天的跨族婚姻。因此在我们的祖先还没有走出非洲的时候，甚至当我们的远祖还不能算人的时候，身上就潜伏了单纯疱疹病毒，它们是老祖病毒。

现在流行的 HSV-1 6 万年前出自东非，有 6 个亚型，其中亚洲亚型有独特的结构。

两千多年前，罗马皇帝提比略下令禁止亲吻，因为罗马患口唇疱疹的人太多了。16 世纪的《罗密欧与朱丽叶》中提到了口唇疱疹，18 世纪时生殖器疱疹在妓女中太普遍了，被称为"女人的职业病"。单纯疱疹（herpes simplex）这个词来自英国医生理查德·博尔顿，到 20 世纪 40 年代才确定是病毒感染。

两型 HSV 病毒的感染性都很强，全球范围成人 HSV 的感染率在 60%~95%，以美国为例，HSV-1 感染率为 57.7%，HSV-2 感染率为 16.2%，在亚洲国家要低一些。

口唇疱疹第一次发病的时候可能有发烧、头痛、咽喉肿痛、肌肉疼和淋巴结肿大等症状。5 岁以下儿童患口唇疱疹有可能被误认为口腔溃疡，小孩子也可能将疱疹散布到手指和眼睛周围。

如果一个人唇部正在出现病变，就能够传染其他人，除了接吻之外，共用餐具、刮胡刀、毛巾等都能传染。病毒最具感染力的时候并不是疱疹形成时，而是有渗出液的时候，所以很多人没有意识到。一旦感染了 HSV-1 病毒后，病毒会潜伏在皮肤里的神经细胞中，等待复发的机会。

口唇疱疹是病毒性疾病，那病毒一直潜伏在我们的皮肤内的神经细胞里，等待机会复发，这是单纯疱疹病毒的生存方式。

尽管多达 90% 的人携带单纯疱疹病毒，只有 1/5 感染者会出现症状。最近的一项研究发现，这是因为基因缺陷，无法为免疫系统提供所需的蛋白质，结果无法控制病毒，导致嘴上出疱疹。

口唇疱疹还没有特效药，只能靠自愈，通常在两周内自愈。一些抗病毒药物有可能加速疱疹愈合，包括阿昔洛韦、法昔洛韦、喷昔洛韦等药物，通常药片的效果好于药膏，感染严重时需要静脉给药。这些药物并不能把病毒清理出体外，但可以减轻病变、减少传播机会。

单纯疱疹病毒疫苗的研究很早就开始了，但一直没有成功，目前还有一些疫苗在研发的不同阶段。

生殖器疱疹是常见的性传播疾病之一，大多数人没有症状或者症状很轻微，这是单纯疱疹病毒的生存策略，尽可能和宿主和平共处。有症状的包括疼或痒，出现小红点和白脓疱，形成溃疡、瘢痕等。溃疡会导致排尿疼痛，初次感染会出现流感样症状，包括头痛、腹股沟淋巴结肿大、肌肉酸痛和发热。复发的情况因人而异，大多数随着时间而复发越来越少。

HSV-1 型导致的生殖器疱疹是因为口交而传染上的，很少复发。HSV-2 导致的生殖器疱疹是性行为时皮肤接触而传染上的，不管有没有疱疹，HSV-2 传染性极强。病毒在体外存活时间极短，因此通过马桶、毛巾等传播的可能性基本上为零。

HSV-2 从男传给女要比从女传给男容易得多，因此女性高发，此外就是多性伴者高发。

患生殖器疱疹后增加了患其他性传播疾病包括艾滋病的危险；如果孕妇感染了 HSV-2，新生儿就有可能在生产过程中被感染，导致脑损伤、失明甚至死亡；有时会因为引起水肿导致几天内无法排尿；极罕见的情况会出现脑膜炎；男同性恋肛交会导致直肠炎。

生殖器疱疹同样无药可治，阿昔洛韦、发昔洛韦、泛昔洛韦等抗病毒药物可减轻症状、减少复发机会和传播机会，但无法清除病毒。

预防生殖器疱疹和预防其他性病一样，性交包括口交时戴避孕套，但男性为女性口交就比较难防护，办法是在生殖器疱疹或口唇疱疹复发时避免性接触。有过生殖器疱疹的孕妇在怀孕晚期要服用上述抗病毒药物，如果在临产时复发的话，要进行剖宫产。

预防篇

1. 谈谈抵抗力

我们的防御系统

这个世界是个弱肉强食的世界，大鱼吃小鱼，小鱼吃虾米，人类虽然不是庞然大物，但靠着大脑统治了世界，所以我们不再像我们的远祖那样睡觉都不踏实，担心被野兽吃了。可是其他动物则不然，必须具备某种保命的本领，跑得快、飞得高、潜得深，或者带毒，谁碰我谁倒霉，比如毒蛇。蜘蛛也有毒，巴西有一种蜘蛛是世界上最毒的蜘蛛之一，这么有毒居然还有人去招惹它们，结果中毒了，赶紧送医院抢救，命保住了可是有一个症状让科学家特感兴趣，部分人"金枪不倒"，赶紧提取有效成分，发现这是"天然伟哥"。毒蜘蛛悲催了，抵抗力怎么还有这么一个致命缺陷呀？

人类的抵抗力指的是我们的免疫系统，是为了预防和抵抗致病微生物攻击的。这些致病微生物之所以攻击我们人类，是它们要生存，要借用人体来繁殖。我们的身体里有很多细菌和病毒，寄生在我们体内，这些细菌和病毒很明白事理，知道共存亡的道理，它们不仅不影响我们的健康，其中很多还促进我们的健康。但还有一些微生物就很糊涂，进来后就让我们生病甚至死亡，干的是自杀式的勾当。

为什么会有这样的区别？因为前者是我们进化的伙伴，后者则是一万年以内从动物那里演变成可以在人体内生存的，它们不明白共存亡的道理，所以免疫系统要能够区别这两者，然后当后者来临时将之阻挡住和消灭掉。

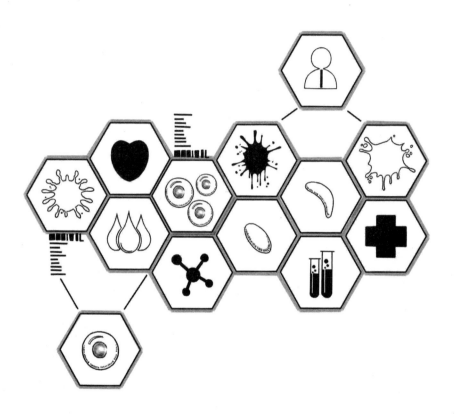

我们的免疫系统分为先天免疫系统和后天免疫系统，前者又被称为固有免疫系统、非特异免疫系统，这是动植物普遍存在的应急系统，包括物理和化学屏障，通过细胞因子召集免疫细胞、白细胞识别外来物质、补体系统清除死亡细胞和抗原 - 抗体结合物等。

人体最大的器官是什么？皮肤。皮肤是人体第一道防线的主力，即物理屏障，皮肤存在的目的之一是不让微生物进入。一旦皮肤破损了，微生物就会乘虚而入。因此提高抵抗力的第一点是保护你的皮肤，不要出现破损，一旦出现破损，要清洗干净后用创可贴包扎好，直到愈合。

但皮肤有漏洞，就是我们的眼睛、鼻子和嘴巴等开口，这样就有化学屏障，眼靠眼泪、鼻靠鼻涕、嘴有唾液，里面都有能够破坏细菌细胞壁的酶，即便不能杀死微生物，也可以用黏液将之裹起来吞下去，然后被胃酸杀死，或者被尿液排出。

此外还有生物屏障，生活在我们皮肤上、口鼻和消化系统内的益生菌为了自己的利益会杀死入侵者。

接下来免疫系统出场了，免疫细胞能够把入侵的微生物吞噬掉。这靠的是一个正常的免疫系统，这方面的内容留着后面细说。

再接下来是发热和炎症。

对于许多人来说，发热不是好事，要赶紧让热度退了。可是发热这东西属小强的，退下去没多久就会烧回来。再退，再回来。这是因为发热是身体的抵抗力之一，一方面利用温度来杀死入侵的微生物，另一方面调动免疫系统起作用。发热让人不舒服，这是身体在提醒您，现在处于不正常状态。只有当不舒服到了受不了的地步才需要退热，而且不要把体温降低到正常程度，包括孩子。

很多医生、患者、家长、老人一见到发热就急急忙忙地退热，这是在削弱人体的抵抗力，而且吃了很多不必吃的药包括那些有毒有害的中药，反而吃出其他问题来。想提高抵抗力的话，发热后就不要降温，除非温度过高或者实在太难受。

受凉会感冒是一个深入人心的概念，另外一种说法是受凉可以提高免疫力。事实究竟怎么样？

受凉会感冒的科学解释是寒冷导致免疫功能下降，这样病毒和细菌就容易进入人体。科学家做了很多实验，证明一般的寒冷并不会让人更容易感染，之所以冬季更容易得流感和感冒，并不是因为冷，而是因为冬天大家都宅在室内，增加了许多相互接触的机会，导致病毒更容易传播。

对于极度寒冷是否容易生病，研究结果并不一致，而且很难说是由寒冷引起的，比如长距离滑雪运动员上呼吸道感染增多，但这也许是高强度锻炼的缘故。至于寒冷是否会增加抵抗力，确实发现寒冷导致细胞因子增多，但对于健康的影响还不清楚。

只要不居住在极度寒冷的地区，就不必担心寒冷对免疫系统的影响，好的坏的都不要操心，该操心的是大冷天别冻伤了。

免疫系统是一个整体

一提到提高免疫力，许多人都知道要锻炼。坚持锻炼会改善心脏健康、降低血压、控制体重、预防许多疾病，其对免疫系统的影响方面，间接的影响肯定存在，直接的影响比如是否会减少感冒的几率则还没有定论，这并不是说锻炼不好，而是还需要进一步研究，其中一个原因是免疫系统是一个整体。

当听到提高免疫功能的时候，一定要记住，免疫是一个系统，不是一个又一个各自独立的功能，免疫功能的好坏并不是用强弱来衡量的，而是讲究平衡和和谐。免疫系统不是像腹肌那样只要肯练就能练成六块八块的，或者吃某种保健品就可以像加了油一样强大了。

免疫系统也用不着特殊的支持和辅助，人体有足够的能力让免疫系统正常运转，那些声称能够提高免疫功能的货色都是图着您的钱。

如果您是一个健康的人，您的免疫系统就是健康的，不必要也不可能被增强。

亚健康是怎么回事？

亚健康这个词汇定义其实很模糊。人类经过上百万年的进化，免疫功能和人体其他功能一样到了高度自力更生的程度，人的健康状况也一样，只有健康或者生病。

免疫系统是会改变的。刚生下来的时候，免疫系统还没有发育成熟，这时候抵抗力靠的是怀孕时经过胎盘传来的抗体，另外如果母乳喂养的话，母乳中也有抗体。母乳中抗体的最大作用，是母亲和婴儿很可能感染同一种传染病，婴儿的免疫功能还没有发育好，就由母亲来产生抗体，供给婴儿做抵抗力。

这就是为什么在怀孕时和哺乳时要接种流感疫苗等疫苗的原因，怀孕期间接种流感疫苗是因为一旦患流感，流产的风险很大，孕妇出现严重后果的风险也很大。根据大量的流行病学数据，流感疫苗对孕妇和胎儿是安全的，因此国际权威机构建议孕妇接种流感疫苗，但是在中国，目前绝大部分医疗单位怕出事，不给孕妇接种，甚至有的国产疫苗在说明书上标明孕妇是禁忌。在怀孕后期和哺乳期间接种流感疫苗，可以同时为孩子提供对流感的抵抗力。

说到这里，就该谈谈后天免疫或者叫特异性免疫，这种免疫针对一种病原，比如很久以前，很久到东汉，突然从西部传来一种病，得了以后病死率高达1/3，不死的满脸麻子，被命名为天花。经过几百年，这病成了控制人口的有效手段，不得这个病都不能算成年，甭管你贵为皇帝还是贱为乞丐，在天花面前一律平等，是死还是麻子，听天由命。

天花是一种只在人群中流行的病毒性疾病，感染力极强，病死率又那么高，唯一的好处是得了以后不死的话，这辈子都不用担心了，身体会产生对天花病毒的免疫力，这就是后天免疫。

我们在成长过程中，会接触到很多微生物，它们进入我们的身体，我们的免疫系统产生反应、留下了记忆，下次同种微生物再进入身体时，由于免疫系统备案了，就能在第一时间行动，将之消灭掉，这是免疫系统的防御能力，前提是免疫系统必须见识过。对天花的免疫就是这样，见识过，下一次就能防御和抵抗。

这就是很多人相信的多得病增加抵抗力的思路的基础。对于那些症状不太严重的传染病，比如看起来挺吓人实际上不严重的幼儿急疹，得一次这辈子都不会得了，靠接触而具备抵抗力算靠谱的，但如果是天花这种烈性传染病的话，冒着1/3的病死率去获得抵抗力就太过勇猛了。

好在现在的父母不用考虑这个问题了，天花已经灭绝了，靠的是疫苗，经过170多年，通过全人类的努力，完成了一项看起来不可能的事业，一代又一代人，用每个人胳膊上的接种瘢痕搭起了一座科学通天塔，这个通天塔的名字叫疫苗。疫苗改变了人类的命运，因此反疫苗者乃全民公敌。

疫苗所针对的，是那些烈性的或者患病之后后果严重的传染病源，其中很多主要在年幼时感染，因此现在的孩子生下来后要接种多种疫苗，要按时接种，耽误不得。

但是，疫苗所针对的传染源很有限，和庞大的致病微生物相比如九牛一毛。科学在缓缓地前进，我们怎么办？

等疫苗出来是个不切实的想法，于是有一种说法：多生病提高免疫力。几十年前我的免疫老师也是这么教的，现在还有很多免疫课在这么教，这个说法对不对？

想当年做医学生的时候，特别相信免疫老师的话，他说每年应该感冒 2~6 次，这样身体就特健康。于是一发热就心中暗喜：在健康的路上又奋进了一次。哪怕是重感冒，躺在宿舍里，烧得稀里糊涂地算不清楚了，这是今年的第五回还是第六回呀？

出了国，不要说一年发六回热了，十年也没发热六回，按老师的意思是不健康了吗？

从现象看本质，有这样一个现象，小孩子爱生病，生了很多场病之后就很少生病了，由这个现象，很久以前人们看到的是这样的本质：靠多生病来增强抵抗力，等生病的次数多到一定的程度了，就不怎么生病了。

看上去很合理，但是有一个关键的因素被忘记了：时间。

上面说过，母乳喂养的好处之一是提高抵抗力。人的免疫系统有一个发育成熟的过程，刚生下来虽然也能对外来病原起反应，但总的来说，婴儿的免疫系统还很不成熟，和身体其他器官一样，有一个发育的过程。就拿发热来说，成人感冒后发热，温度往往不高，但婴儿和小孩子一旦感冒发热了，温度会上升得很快，这是因为孩子还没有发育成熟，不能很好地控制体温。孩子容易生病，是因为他们的免疫系统还没有发育成熟，对外来病原的防御能力还不完善。

等孩子渐渐长大了，家长们会发现孩子得病的次数越来越少了，这并不是因为孩子得过很多次病，有抵抗力了，而是因为孩子的免疫系统发育了，免疫功能完善了，是人体自身的能力，而不是靠外界的促进。

多生病才能增强抵抗力这个固有概念存在的基础是因为过去人们常常生病，很多人长年累月病怏怏的，当然现在这种人也不在少数。在微生物学没有出现的年代，人们没有消毒和讲卫生的习惯，结果动不动就生病。微生物学出现后，人们开始洗手消毒，尽可能减少和微生物的接触，才不再一场接着一场地生病，才有了高质量的生活和健康的体魄。

如果真的靠多接触、多生病才有抵抗力的话，人们就只能在出生地附近生活，根本不可能到处迁移，有那么多的微生物致病原，各个地方都不一样，您从小到大好不容易靠得了百八十场病具备了抵抗力了，换个地方住还得重新开始，又病他个百八十场的，这一辈子就落下个生病了。

因此，在无法控制周围环境中的微生物的情况下，生物本身必须具备以不变应万变的能力，也就是免疫系统及其功能，这样的生物才能经得起进化的淘汰。

疫苗是让人先得一场极其温和的病以具备对这种病的抵抗力，问题在于疫苗加起来就没有多少种，而致病的微生物太多，也许多年后，疫苗多到生下来先得打一万种的程度，这一天我们是无论如何看不到了。

人为地接触是不是可以达到疫苗的层次？西方有些反疫苗的人士就是这样做的，他们担心疫苗的副作用，不给孩子接种疫苗，想出的办法是定期聚会，希望孩子在这种公众活动中接触麻疹等传染病原，以达到类似疫苗的效果。

这样做，一是冒风险，就拿麻疹来说，感染后有可能出现很严重的并发症，甚至死亡，接种疫苗则基本上没有症状；二是无法预测，因为我们不是生活在一个绝对纯净的环境中，而是生活在一个充满病毒与细菌的环境中，微生物无处不在而且数不胜数防不胜防，无法达到定位接触的水平，能够让我们定位、定量接触的，只有疫苗。

那么要怎么评价我的免疫老师？中国式教育的一个大缺陷是很多人习惯性地凭自己的推理和感觉而不是凭科学证据去得出结论。

你觉得，世界就存在了吗？

微博上总有人这样讲科学话题的：我觉得是这样的，我觉得是那样的。

如果人生下来以后生活在一个绝对干净的环境中，还有条件一种微生物一种微生物地接触，所接触的微生物都是毒力很温和的，这样接触一遍后，人就具备了抵抗力。

可惜，这种理想化的世界是不存在的。病毒和细菌是无处不在的，微生物为了能够生存和繁殖，会想尽各种办法，尤其是从一个人到另外一个人。有的微生物的传播能力强大到不可思议，就拿前面说过的已经灭绝的天花病毒来说，1970 年德国的一家医院收治了一名天花患者，造成 17 名住院患者被感染，其中一名患者的病房和该患者的病房隔着三层楼。专家用特殊仪器进行调查，发现天花病毒是随着空气经过走廊飘上三层楼的。

那些年做实验的时候，最烦人的就是污染了，养的细胞液经常浑浊了，只好扔了，从头再来。每次换液要在无菌操作台内，之前之后要用紫外灯进行空气消毒，如果经常污染还得把整个实验室消毒一遍，但污染还是经常发生。造成这些污染的就是无孔不入的微生物。

生在医院里就不必说了，那里是各种细菌和病毒的集中营，耐药菌感染最严重的地方就是医院。回到家里也到处是病毒和细菌，在空气中、在家具上、在食物和用具上，家里不会与世隔绝，大人们进进出出的，会把外面的病毒和细菌带来。再加上生了个孩子一大堆朋友来看，你抱抱我摸摸，有几个洗手的？还有衣服上沾着的。

去年有同事生孩子，出生之前医生就建议了：孩子要少接触人，接触孩子的大人包括祖父母和保姆都要接种流感疫苗。我说你找的医生真不错。对于刚刚出生的孩子，应尽可能保护他们，不要让他们接触很多人，为他们创造一个相对干净的成长环境，让他们的免疫系统能够顺利地发育，然后再迎接环境的考验。

是不是要做到洁癖那样，把家里用消毒剂认真消毒？

消毒剂可以杀死细菌和病毒，用它们来消毒家里的各种表面会杀死上面沾着的病毒和细菌，这是不是一个很好的保护手段？

最近一项在西班牙的研究发现适得其反，西班牙的家庭经常使用漂白粉消毒的比例高达 72%，荷兰为 57%，芬兰则只有 7%。西班牙的儿童一年内感染一次的占 35%，感染一次以上的占 26%；荷兰这两个数据为 39% 和 21%；芬兰则只有 29% 和 14%。去除其他因素后，发现家中使用漂白粉消毒的儿童患流感的风险增加 20%，患复发性扁桃体炎的风险增加 35%，患复发性感染的风险增加 18%。

之前的一些研究也得出相同的结论，只不过没有确定用的是什么消毒剂。此外还发现使用洗碗机会增加儿童过敏的风险，这是不是不干不净不生病了？

这一次科学家为此提供的解释还是很靠谱的，并不是不干不净不生病，而是有两个可能。一是漂白粉里面有些成分可能气化，被孩子吸进去，伤害了孩子的呼吸道，造成炎症，故而使得孩子对细菌和病毒感染更敏感；二是漂白粉有可能抑制免疫系统。

这项研究需要进一步的证实，但上述这些研究给予我们的启示是，在家中使用化学物品要小心，起码不要过度频繁地使用。但是讲卫生是必要而且是必须的，尤其是勤洗手，大人要勤洗手，孩子也要勤洗手，因为我们常常用手去揉眼睛、摸鼻子，用手去拿食物，这样手上的细菌和病毒会通过眼睛、鼻子和嘴巴进入身体。

勤并认真地洗手，可以将患传染病的几率降低将近一半。

有不少人观察到另外一个现象，在国外居住久了，回国时很容易生病，他们觉得是因为长期在国外，少了致病微生物接触，结果抵抗力下降了，似乎从另外一个角度证明多接触才能提高抵抗力。

回国时很容易生病，是因为在国外很少生病，有鲜明的对照的缘故。作为成年人，经常生病是好事还是不生病是好事？退一万步说，如果必须经常生病才能提高免疫力，这样的人生太可悲了吧？

为什么在国外很少生病，一回国就生病？和你的抵抗力关系不大，因为基本上患的都是普通感冒，引起普通感冒的病毒上百种，加上经常变异，你再怎么接触也不可能都感染一遍。一回国就生病的原因是和国外相比，在国内接触病毒的机会比较多，如果不是十分注意卫生和防护的话，或者时间较长的话，生病的可能性就会提高。

在国内的亲友们经常生病，尤其是年轻人和中年人，我母亲就极少生病，因为一来她很注意卫生，二来她和别人接触很少。年轻人、中年人要工作、要社交、要娱乐，于是乎经常生病。亚洲地区由于人多，传染病流行的情况就比较严重，加上人畜共处等因素，一些病毒性疾病比如流感更为严重。亚洲国家城市化的情况，导致城市人口密集，成了传染病的温床，生病的人多，微生物繁殖得就多，就会有更多的人生病，形成恶性循环。

回国，总会流连在城市里，还可能到处旅游、会友、走亲戚，所以生病的机会很高，这和抵抗力没有关系。

人多没有办法，如果大多数人有良好的卫生习惯，患病后也能自觉隔离的话，生病的人数就会减少下来，这样整个人群的致病微生物活跃程度就会降下来，人们才可能少得病，才能更健康。

在这种情况下，唯有做好自身和家庭的卫生防护，多洗手少接触，尤其是家里有小孩和老人的，他们的免疫功能不强，没有必要的应酬不要去，没有必要的活动不要参加，起码在传染病高发季节不要去人多拥挤的地方，尤其是室内，避免和生病的人接触，让自己和家人少生病、不生病，这才是提高抵抗力的正确方式。

自己、家人或者孩子经常生病的话，应该认真反省一下，找出生病的原因，列出对策并认真地落实。经常生病不是别人的原因也不能够赖社会，主要是你自己的原因。不管社会上有 20% 的人感冒还是 50% 的人发热，你自己、家人和孩子是有可能不生病的，只要你具备正确的医学常识。

当你老了

当你老了，头发白了，睡思昏沉。

老了，身体各项功能退化，包括免疫功能，即免疫衰老。免疫衰老指的是老年人，通常 65 岁以上者免疫功能下降和丧失，这样一来老年人更容易感染、更容易患肿瘤和自身免疫疾病等，他们生病后恢复期长或者不能完全恢复，经常出现并发症，不得不住院，还会导致严重的后果包括死亡。如果能够提高老年人的免疫力，从某种程度上就可以达到延年益寿的目的。

话说到这里都是正确的，但接下来有不少专业人士及广大民众就开始推荐或者迷信各种声称能提高免疫力的办法、补品和药物了。这中间有个思维上的跳跃，免疫衰老是事实，但有没有办法弥补或逆转免疫衰老？

很多人认为这是一个很简单的事，免疫功能下降了，提高就是了。问题在于怎么样才能提高？造成免疫衰老的主要机制还不清楚，何谈提高？人口老龄化是近年来出现的，这是因为靠医学的进步控制了以烈性传染病为主的疾病，使得人均寿命大幅度提高，这才注意到免疫衰老，还需要花时间去研究去了解，也许可能研究了一通，发现免疫衰老和其他衰老进程一样是有其进化意义的，一味提高老年人的免疫力会适得其反。

上面说的是未来的某种可能，现阶段不仅用不着考虑，连提高免疫力的管用的法子都有限。

老年人更容易被感染的原因之一是淋巴细胞死亡的速度高于补充的速度，这样一来免疫记忆就被清除了不少，等致病微生物来的时候，免疫系统认不出来了。还有一些传染性疾病在老年人身上的症状比较严重，尤其是肺炎和流感，是65岁以上老人十大死因中的两个。提高老年人对传染病的抵抗力，最有效的办法是接种疫苗，尤其是肺炎疫苗和每年都要接种的流感疫苗，这样就能够让老年人具备了对肺炎和流感的抵抗力。

如果家里的老人还没有接种过23价肺炎疫苗，要尽可能尽快让他们接种。每年秋天，流感疫苗上市后要尽快让老人接种。不要听信有关疫苗安全性的谣言，这不是发热还是不发热的事，而是事关老人的生命。孝敬父母，从疫苗做起。

由于老人免疫功能下降，对疫苗的反应没有那么强，尽管如此，接种疫苗之利仍远远大于其弊。也正因为这样，和老人一起生活的子女们也应该每年接种流感疫苗，给老人们创造一个安全的生活环境。

老年人不能宅在家里，但也不要和社会接触太多，尤其在传染病高发季节，老人们应该少去公共场所，这样就减少了接触致病微生物的机会。

增进老年人的免疫功能，要从生活习惯入手，老年人要保持充足的睡眠，吃健康食物，维持活动的状态，养成锻炼的习惯。老年人适量锻炼有助于维持免疫功能，饮食要保持多样化，因为老年人饭量减少，如果饮食习惯单调的话，就容易出现营养缺乏，影响免疫功能。

虽然存在免疫衰老，但并不表明所有的老年人都常生病，有很多老人身体很健康，及时接种疫苗，养成良好的生活习惯，完全有可能度过一个无疾的晚年。

吃，能否提高免疫力？

能，吃对健康有全方位的好处，因为如果不吃的话，不要说健康了，时间稍稍长点就饿死了，即便饿不死也会像非洲饥民那样皮包骨、营养不良，然后像远古人一样由于营养不良而寿命很短。从免疫系统的角度来说，穷人更容易被感染，至于是否是营养不良引起的，还没有被确定，主要是因为这方面的研究还太少。

但是，并不是说只要吃得饱饱的，健康就好了。实际上当今世界的很多健康问题就是因为吃得太饱了导致超重和肥胖所引起的。今人的健康在很大程度上取决于控制饮食。其次，也并非吃到不饿就行了，饮食习惯不健康也会引起各种健康问题，因此要吃得少并吃得健康。

从免疫功能上说，目前的研究集中在微营养水平，即具体到营养成分、维生素和矿物质上，而且大多是动物实验的结果。

例如维生素 A 缺乏会导致免疫功能受损，使被感染的危险增高。好呀，我们就吃维生素 A 补充剂，杜绝维生素 A 缺乏，是不是抵抗力就强了？有一项研究发现给不存在维生素 A 缺乏症的健康老年人吃维生素 A 补充剂并不能增强 T 细胞免疫功能，也不会减弱。

说明什么？说明免疫系统的复杂程度不是这种防患于未然的思路可以解释的。

有的研究发现维生素 B_2 可以改善小鼠对细菌感染的抵抗力，但这个结果是否能解释为改善免疫功能则还不清楚。

研究发现维生素 B_6 缺乏会导致免疫功能下降，而且服用维生素 B_6 补充剂能够解决这个问题。很好吧？但是，维生素 B_6 只能使因为维生素 B_6 缺乏而导致的下降的免疫功能恢复过来，并不能提高其他益处。而且，维生素 B_6 还有可能促进肿瘤生长。

维生素 C 和免疫力的关系被吹得天花乱坠，生了病尤其是感冒了，不吃点维生素 C 就好像受了虐待似的。实际上迄今为止的维生素 C 与免疫功能的研究中的大部分在设计上有问题，维生素 C 很可能要和其他营养素协同起作用，并不能单独提供免疫功能方面的益处。

维生素 D 本身的预防感染能力以及维生素 D 补充剂是否能够达到自身合成维生素 D 的效果，还有待进一步研究。

缺锌会影响免疫功能，但高锌也会抑制免疫功能，解决这个问题的最好办法是保证每日饮食中含锌 15~25 毫克。

另外一个领域是压力和免疫功能的关系，对于这方面的研究还很有限，最大的问题是很难对压力这种心理因素定量，也无法对照，因此研究主要集中在长期的慢性压力上。虽然目前的研究结果还不能够得出清晰的结论，但诸多研究都揭示了压力会导致免疫功能下降，进而导致抵抗力下降，因此要减压。

减压是人生大事，压力大、长期的压力会导致抑郁症，到了这程度就不是抵抗力下降那么简单了，没准哪天找个高点儿的地方就跳下去了。

提高免疫力和增强抵抗力是报刊、媒体、微信朋友圈最乐见的用词，也是那些自称小编者最爱挂在嘴边的东西，还有很多医学人士也开口闭口这两个词，说得好像特懂特明白，熟悉得跟每个月来一回的大姨妈似的。

其实，越是免疫力、抵抗力不离口的人越不懂这两个东西是什么，至于有淘宝、海淘、营销、直销背景的人，这两个东西是他们空手套白狼的招牌，不仅中国，海外也一样，洋保健品中标榜提高免疫力和增强抵抗力的也不在少数。

打出这两个招牌对卖货的来说很保险，因为免疫力和抵抗力没有什么硬性指标，看不见摸不着，他说提高和增强了，你也没办法轻易找碴。怎么办？多问个为什么。

他说提高免疫力，就问他为什么。说多少人吃过了之类的理由就站不住脚，拿出证据来。就拿营养补充剂来说，不管吃复合维生素与矿物质，还是吃单一维生素，都没有确切证据证明有助于增强免疫系统功能。

对于儿童来说，维生素和矿物质确实很关键，但要从食物中摄取，如果孩子太挑食，就不得不吃一些营养补充剂，这是当药吃的，不是当饭吃的。记住，是药，吃多了会有毒性的。

相反，多吃水果、蔬菜可以提高免疫力和增强抵抗力，研究发现吃很多水果、蔬菜的人很少得病，这才是正确地通过吃来增加抵抗力和改善免疫功能的办法。

有一个强壮的免疫系统就能够百病不生，这和练成少林铁布衫就能天下无敌一样，是个广为流传的坑人概念。中国武术那种半表演性质的东西，真正进入实战，一排子弹扫过来，金刚不坏之体也成了蜂窝煤。

免疫功能也一样，假如说某人免疫功能很强壮，对外来病原的反应也很及时，这样真的就不会生病了吗？

知道什么叫不怕贼偷就怕贼惦记吗？人体抵抗力就是这个意思，时时刻刻地放羊，哪怕你成功地防止了 9999 次入侵，漏掉了 1 次，就有可能生病。就拿普通感冒来说，有 200 种不同的病毒会引起普通感冒，是否得感冒，不在于免疫系统之强壮，而在于免疫系统是否漏了一次两次的，从某种程度上讲，普通感冒就是身体免疫功能发挥作用而引起的。

大约有 1/4 的人不得或者很少得感冒，无论怎么接触，原因并不是因为他们的免疫功能极强，而是因为他们的免疫功能极其马虎，当引起普通感冒的病毒进入体内时，他们的免疫系统根本没有认出来，当良民放行了，这些病毒本来对身体就没有什么大的损害。归根到底，那些感冒症状是免疫反应引起的，而不是病毒引起的。

免疫系统存在着相当程度的过度反应，过敏就是这么来的，这是因为我们必须要让免疫功能处于高度戒备状态，否则也许不得感冒了，但有可能得致命的大病，用这种小病的难受换取大病的保命是值得的。

　　因此，一味强调提高免疫力是站不住脚的，真正有效的是少接触，至于免疫功能和抵抗力，正常即可。

2. 不干不净不生病?

在不知道微生物致病的年代，人们的观念中，干净不过是视觉上的干净而已。连医生也一样，当年美国一位名医是这样说的：医生是绅士，绅士的手是干净的。

自从列文虎克在显微镜下看到微生物，巴斯德、李斯特等人又建立了消毒法，全社会开始培养起讲卫生的习惯。

但是近年来，不干不净才没病的说法突然抬头，还找到了理论依据，教导父母们在照料孩子时不要太讲卫生，究竟是怎么回事？

这一切始于 1989 年，英国流行病学家 David Strachan 在《英国医学杂志》上发表了一篇论文：根据流行病学资料，和独生子相比，大家庭里的孩子患花粉过敏和湿疹的风险更小。由此推导，大家庭的孩子从兄姐那里接触到了更多的传染源，因此避免了过敏性疾病，从而提出了"卫生假说"，即在儿童时期减少了感染的机会，是 20 世纪过敏性疾病暴发的根源。

一石激起千重浪。

卫生假说问世后，被不少免疫学家和流行病学家接受，做了大量的研究，获得流行病学数据的支持，还有一些实验室和动物实验的证据也支持这种观点。

比如发展中国家和发达国家的慢性过敏性疾病发病率情况，比如从发展中国家移民到发达国家后过敏性疾病的几率上升。

一项研究发现，用洗碗机和过敏性疾病的发生相关，因为手洗餐具洗不干净，孩子增加了接触细菌的机会，减少了过敏性疾病的发病率。

目前卫生假说从过敏性疾病延伸到 1 型糖尿病、多发性硬化症、抑郁症、部分肿瘤、自闭症等疾病。

卫生假说问世超过 25 年了，至今还处于假说的层次。我认为，尽管有一些数据支持，但没有过硬的证据，需要进一步研究和验证。

在卫生假说的基础上，出现了"老朋友假说"。

老朋友假说认为，在漫长的狩猎和采集时代，人类的免疫系统是受到环境中微生物的驱动而进化的。进入农业时代后，这种驱动就不存在了，因此农业时代之后人们的免疫功能就没有发育成熟过。在此基础上，加上卫生革命的影响，使得过敏性疾病发病大幅度增加。

在我看来，老朋友假说要比卫生假说靠谱一些，也有理论上的支持，但这个假说的最现实的问题是不能提供解决办法，除非重新回到狩猎和采集时代，否则不管免疫功能是否发育成熟，就只能这样下去了。

2010 年又出现了"微生物多样性假说"，认为肠道菌群是免疫系统发育的动力，关键时间是怀孕晚期到出生头几个月。

自然分娩和母乳喂养可以帮助宝宝肠道菌群的建立，预防过敏性疾病。

微生物多样性假说比老朋友假说实用，有解决办法，比如自然生产、纯母乳喂养等。

这 3 种理论所要回答的问题是为什么过去几十年过敏性疾病越来越多，核心观点就是不干不净。虽然都没有定论，但它们在中国也各有市场，被一些业内人士所追捧，让民众产生很大的困惑。

在我看来，这几个卫生假说的最大问题是只见树木不见森林。

首先，过敏性疾病确实涉及很多儿童，但过敏性疾病并不能代表全部儿童疾病，从保护儿童健康的角度，传染病尤其是呼吸道传染病是最大的威胁，而预防传染病除了疫苗外，讲卫生也是极为有效的预防手段。

为了预防可能的过敏性疾病而不讲卫生，让儿童多接触致病性微生物，其后果是无法控制的。即便是从培养免疫力的角度，也只可能有少数儿童通过接触微生物、通过生病而提高了对致病微生物的免疫能力，大部分儿童只会不断生病、体质虚弱，影响健康和寿命。其次，即便局限在过敏性疾病的范围内，这些假说也不一定站得住脚。讲卫生已经讲了很久了，过敏性疾病的快速上升是讲卫生之后很久才出现的。仅就微生物来说，讲卫生和过敏性疾病上升的关联可能还不如抗生素滥用与过敏性疾病的关联强。过去几十年，正是抗生素滥用的几十年。

除了抗生素，还有我们的饮食习惯。过去几十年是人类饮食垃圾化的几十年，已经导致全民性肥胖，这种饮食习惯的改变更有可能引起过敏性疾病的高发，更好地解释了在过敏性疾病发病率上发达国家和发展中国家的差别。此外，还有缺乏锻炼的因素，信息革命的一个副作用是人们越来越懒，缺乏活动，尤其是室外活动，这是不是也会导致过敏性疾病的快速上升？

这一切都值得考虑和研究，过敏性疾病的快速上升可能是上述几个因素的联合作用导致的，在这几个因素中，缺少与微生物的接触这个因素很可能并不那么重要。

卫生假说还有一个问题，就是过度夸大清洁的效果，认为清洁可以达到无菌的效果。实际上我们今天所做的清洁并不能让我们生活在无菌的环境中，即便把生活环境彻底地消毒了，微生物很快就会卷土重来，被空气吹来、被灰尘和食物带来、被人带来，等等，真正能减少传染病的机会不仅是靠清洁居住的环境，更重要的是勤洗手。

很多人从免疫学的角度认同卫生假说。如果从单一微生物来说，早接触确实会产生抵抗力，但这存在两个问题，一是这种接触会导致严重的疾病，其次是环境中那么多微生物，你无法掌握接触到什么。环境中好微生物和坏微生物同时存在，你无法选择只接触好的微生物。

增强免疫力这个话题颇受一些医学人士喜爱，但他们只看到免疫系统对单一微生物的反应。免疫系统要对付的微生物多得数不清，因此免疫系统要保持一种平衡状态，既要对有害微生物保持警惕，又要对无害微生物淡然处之，一旦这种平衡被破坏，免疫系统的反应就不可预料了。我不提倡不干不净以增强免疫力，对于某些高危人群来说，他们的免疫系统本身存在缺陷，不干不净之后生了病，会对身体产生永久性伤害。从流行病学资料看，有健康生活习惯的人免疫功能正常、强壮，生活习惯不好比如酗酒、饮食不健康、压力大的人免疫功能相对弱，容易生病。因此增强免疫功能靠的是健康的生活习惯，而不是不干不净故意生病。

传染病依然是对人类健康的最大威胁，做好相应的措施，减少大人和孩子患传染病的几率才是我们的首要目标。

还在学校的时候，我的免疫老师说每年多感冒几次能增强免疫功能，于是我就心安理得地每年病几场，其中一两次连床都起不来了，越生病越爱生病。到美国之后，改变了生活习惯，不再滥用药物，几年才病一场，而且每次都很轻微。

要干净，不要不干不净。

3. 预防孩子生病

　　年幼的孩子比较容易生病，特别是在秋冬季节。据美国统计资料，儿童平均每年得 10 次普通感冒。

　　小孩子容易生病的一个主要原因是他们的免疫功能还没有完善，使得他们对引起传染病的病毒和细菌比成人更为敏感。因此有一种说法是让孩子多接触病菌，以提高他们的免疫力。很不幸这种说法是错误的，在很大程度上正因为有这种错误的认识，得病的孩子才更多。免疫功能是需要保护而非刺激的，如果刺激的话也应该用疫苗这种办法，而不是通过让孩子去接触数不清的致病原来实现。经常生病对孩子的体质会造成影响，也会增加他们患严重疾病的机会。

　　除了免疫功能还不完善之外，在学校和幼儿园，孩子们生活在一个封闭的空间里，彼此之间接触过于密切，一个孩子生病，往往会传染给全班人。此外，小孩子的卫生习惯不好，比如爱咬指头、咬东西，或者脏的东西拿起来就往嘴里放，等等，都增加了生病的机会。预防孩子生病，不能靠让孩子吃乱七八糟的保健品，而是要从减少病菌感染的角度出发，让孩子养成良好的习惯。

　　接种疫苗。绝大多数传染性疾病还没有疫苗，特别是小孩子经常得的普通感冒，但现有的疫苗能够预防很凶恶的传染病。计划免疫内的疫苗要及时接种，最好孩子的学校和幼儿园能确保学生都接种了疫苗。此外流感疫苗一定要年年接种，即便秋季错过了，冬季甚至春季都可以补种。这样可以避免得症状很严重的流感，即使没有预防住，得了流感，其症状也要轻微得多。

　　保持手部干净。手是病菌进入身体的主要工具，孩子们用手触摸到存在于各种表面的病菌，然后通过揉眼、鼻，或者通过用手拿食物，这些病菌就进入体内，使得孩子们生病。洗手是切断传染病传播最有效的办法。大部分孩子没有良好的洗手习惯，或者不洗，或者洗的时间不够、方式不对。家长要不厌其烦地监督他们，让他们养成洗手的习惯，起码做到饭前便后洗手。饭前指的不是一日三餐，而是每次用手拿食物之前，都要认真洗手。一定要做到习惯成自然。

准备洗手液。做不到认真洗手的话，或者没有条件的话，一个替代的办法是使用洗手液，含 60% 以上乙醇的洗手液能够很有效地杀死病菌。在家里可以准备洗手液，也可以让孩子带到学校去，或者在外出活动的时候使用。

少用手触摸脸部。理由上面已经提到了，少触摸脸部就能减少病菌进入身体的机会。要教会孩子少用手揉眼睛和鼻子，也不要咬手指，这样就能够大大减少患各种传染病的机会。看到孩子用手触摸脸部，要及时提醒他们，让他们养成良好的习惯。

保证睡眠。充足的睡眠是健康的免疫功能的保证。孩子比成人需要的睡眠时间长，要让他们睡够了，不要因为贪玩而耽误睡眠。学校的功课重，会影响到孩子的睡眠，因此更应该培养孩子抓紧时间尽快完成作业的习惯，把节省出的时间用在睡眠上。不要攀比，盲目地给孩子加码，要把睡眠放在孩子日常生活的首要位置。

每天活动。锻炼是提高免疫力最好的办法，中等程度的锻炼即可以将普通感冒和流感的发生率降低 25%~50%。让孩子每天坚持锻炼，能够减少生病的机会。但是，现在空气污染严重，有时候户外活动会得不偿失，因此要养成不能久坐，平时处于活动状态的习惯。

健康饮食。良好的饮食习惯也是提高免疫力的好办法，多吃水果蔬菜和膳食纤维，少吃脂肪和盐分，能够提高孩子的抗病能力。健康的饮食习惯是从小培养的，无论在家就餐，还是出外用餐，父母都要以身作则，坚持尽可能健康的原则，从每一餐做起。

不要分享。要教孩子在学校尽可能不要和别人分享任何东西，不管是食物还是学习用品。那些公用的物件没办法不分享，要让孩子养成使用公物后洗手的习惯。家长要注意清洁孩子从学校拿回来的东西，包括书包，不要让病菌在这些东西上滋生。

远离病菌。提醒孩子，如果同学或小朋友咳嗽了或身体不舒服了，要离他们远一点。这时候不是体现关爱的时候，远离生病的同学和小朋友，不仅能减少自己生病的机会，也可以避免因为自己生病而进一步传染家人和其他同学。在流行病高峰期，尽量少带孩子去人多的地方，以减少他们接触病菌的机会。如果孩子小的话，更要减少这些机会，让孩子少接触人。家长从外面回来，在接触孩子之前，要换衣服、洗手，不要把外面的病菌带给孩子。

了解疾病知识。利用各种机会，让孩子掌握有关传染性疾病的简单知识，尤其是为什么发热、为什么咳嗽等，孩子们具备了基础知识，就能够主动而自觉地采取上述措施。此外，在预防和控制传染病上，我们和老人们之间常常有矛盾，因为老人们自己的和听来的那些不正确的观点是导致孩子们经常生病的一个原因，帮助老人们树立正确的观点，不仅靠我们自己，也靠孩子们，很多时候孩子们的作用更大。同时，家长们也要不断地更新知识，清除自己的错误认识。

4. 儿童防晒

有专家说"注意千万不要选用儿童专用的墨镜,由于孩子眼睛处于发育中,本来屈光就不正。谁又能保证孩子戴的墨镜没有屈光的问题?"这么一说很多家长就慌了神了,夏天就要到了,打算带孩子旅游,给孩子买了墨镜,怎么办?买进口的?专家早想到了,加了一句"即使进口的眼镜也不能保证安全,千万不要因此影响孩子的眼睛发育"。

这要从为什么要戴墨镜说起,不是要酷,也不是从小培养明星气质,不让别人认出咱家孩子是谁,而是为了防晒,靠墨镜来挡住日光中的紫外线。

从前人们没有防晒的概念,孩子天天在外面玩耍,晴天一身汗雨天一身泥,遇上日头太毒或者去海边,常常晒伤,过几天皮肤长好了就接着晒。近年来对皮肤癌的成因有了比较深入的了解,发现和幼年时晒伤有很大关联,在童年过度日晒,会增加成年后患皮肤癌的风险。我们这些小时候已经暴晒的就只能长叹一声了,能做的就是做好我们孩子的防晒,因此防晒霜、墨镜就成为日常生活的组成部分。

万物生长靠太阳,尤其是我们身体有一项功能离开阳光中的紫外线就不成,这就是维生素 D 的合成,皮下脂肪经阳光中的紫外线一照射,就能合成维生素 D。维生素 D 的最大用途是帮助钙吸收。如果不晒太阳的话,维生素 D 的摄入量很可能不够,因为不管是从食物中摄取还是吃补充剂,都无法和自身合成的相比,这是由于人体有自身合成的能力,就没有进化出主要靠从外界吸收的功能。

紫外线成了双刃剑,营养专家呼吁保证日晒,以合成足够的维生素 D;皮肤专家呼吁防晒,因为要防止将来患癌。老百姓呢?欧美的老百姓想把白皮肤晒黑，中国的老百姓尤其是女性想让皮肤变白。不管怎么想，都得在两者之间有所取舍，妥协的办法是一来每天保证一定时间的日晒，比如 15~30 分钟，二来不要在 10 点到 15 点之间晒。晒与不晒的区别在于是否采取防晒措施，不是出门不出门。

　　但是，6 个月以内的婴儿是不能晒太阳的，因为他们的皮肤对日光过于敏感，所以要给他们补充维生素 D，特别是母乳喂养的，每天要补充 400 单位液态维生素 D，直到停止母乳喂养后，孩子每天喝 1 升维生素 D 强化奶粉或牛奶。如果喝婴儿奶粉的话，除非每天喝 1 升维生素 D 强化奶粉，否则也要补充 400 单位的维生素 D。

　　6 个月以内婴儿在坐汽车的时候要避免阳光直射，最好用能够阻挡 100% 紫外线的贴膜。带孩子在外面散步的话，要避开 10 点到 16 点的时间段，婴儿车要有遮阳盖，给孩子戴上一个能够遮住脸、脖子、耳朵的帽子，身体其他部位也要盖住。

　　到了 6 个月以上，孩子的皮肤发育成熟一些了，就可以在采取防晒措施后在阳光下裸露了。

　　防晒措施首先是防晒霜，女人用的化妆品、护肤品里面往往含有防晒成分，这样一举两得，也省得女人们跟刷墙似地往脸上抹一层一层又一层。6 个月以内的婴儿是不能抹防晒霜的，因为他们的皮肤太薄，更容易吸收防晒霜里面的化学成分。

　　防晒霜以 SPF 为标准，起码要达到 SPF15。SPF 这种标志很容易让人产生误解，比如有 SPF15 和 SPF30，是不是说后者比前者的效果强一倍？那么 SPF70 是不是就能够狠狠地把 SPF15 踩在脚下？

　　防晒霜的 SPF 数字很复杂，它是分母，分子是 1，而且是反着说的。SPF15 就是 1/15，SPF30 是 1/30，意思是只有 1/15 或者 1/30 的紫外线 B 遮挡不住，SPF15 可以挡住 93% 的紫外线，SPF30 可以挡住 97%，SPF50 可以挡住 98%，SPF100 并不能挡住 100% 的紫外线 B，而是能挡住 99%。

紫外线 B（UVB）造成皮肤晒伤，紫外线 A（UVA）导致皮肤深部损伤，两者都和皮肤癌有关，因此选择防晒霜要选择能同时阻断紫外线 A 和紫外线 B 的。

选择防晒霜，至少要选 SPF15 的，最好选 SPF30 以上的。6 个月以上的孩子可以抹防晒霜，要选择不会刺激出眼泪的品种；如果是喷剂，要先喷在大人的手上，然后抹在孩子脸上，而不是直接喷在孩子脸上；不要选用里面含有驱虫剂的防晒霜。

防晒霜要在孩子出门前半小时抹好，每隔两个小时要重新抹一次，尤其是游泳、剧烈出汗或者用毛巾擦干后。大多数人防晒霜的用量过少，没有起到完全的防护效果，所以要多抹一点。

对于幼儿，即便大于 6 个月，也要尽可能防止太阳直晒，特别是10 点到 14 点期间，阴天的时候也应该抹防晒霜。

下面说说墨镜。

戴墨镜是为了保护眼睛，虽然没有证据表明儿童比成年人对紫外线更敏感，但儿童往往比成人在室外的时间长，而且童年期间过多暴露于日光，会增加日后患各种眼病的风险，因此国外权威机构比如美国疾病控制中心（centers for disease control，CDC）等都推荐儿童戴墨镜。

什么时候开始戴墨镜？越早越好，关键是幼儿会把墨镜抓下来，所以要考虑怎么样才能让他们戴牢了。

戴什么样的墨镜？某专家说"千万不要选用儿童专用的墨镜"是没有道理的，应该改为：没有必要选用儿童专用的墨镜，而要选用能够提供 100% 紫外线防护的墨镜，UV400 镜片即可，以能够同时防护UVA 和 UVB 为好。

孩子戴墨镜的问题在于不要戴那种不能提供 100% 紫外线防护的

眼镜，有些眼镜很便宜或者很好看，但在防晒上是无用的，因为戴上墨镜就如同在暗室，人的瞳孔会放大，以便更多的光线进入，反而会使眼睛暴露于更多的紫外线下。

如果所戴的眼镜不能提供有效的紫外线防护，就会比不戴更糟，因为会暴露于更多的紫外线下，尤其是那种看起来很深而又不能提供有效紫外线防护的墨镜，只能让人在阳光下感到眼睛舒服，但要比不戴更伤害眼睛。因此在选择墨镜上，一定要选择能够提供有效紫外线预防的墨镜，而不是考虑屈光不屈光。

作为防晒的一个重要措施，一定要给孩子戴能够防护紫外线的墨镜。

5. 防蚊

夏天到了，蚊子出没，许多人问如何防蚊子。

蚊子很讨厌，但它们在地球上的辈分比我们人类大多了，出现于人类存在前的 4 千万年到 6 千万年前。一开始蚊子吸各种动物们的血，等人类终于出现了，很会适应的蚊子便又吸动物的血又吸人血。随着人类的数量越来越多并散布到地球各个角落，人血便成了蚊子的主粮之一。人类还饲养许多牲畜，这些牲畜和人类一道为蚊子提供既稳定又丰富的食物来源。但不是个蚊子就吸血，吸血的只有雌蚊，而且只在交配期间吸血，这是出于生殖的需要。它们平时维持生命的食物和雄蚊一样，是蜂蜜、花蜜和果汁。

除非被成群的蚊子叮了，被若干只蚊子吸去点血，对人来说微不足道。但蚊子在吸血时，会将唾液射入皮肤，引起一次温和的免疫反应，让人起个包并很痒痒。由于绝大多数成人都被蚊子叮了无数次了，因此免疫反应不严重，而对于儿童则有可能比较严重。

被蚊子叮了之后很不舒服，是人们防蚊的动力，其实更值得重视的是蚊子是传播传染病的最佳媒介之一，它们飞来飞去，不断地吸血，这样就能把患者的病毒和寄生虫传给正常人。很久以来，人们一直没有把蚊子和传播疾病联系在一起，直到 20 世纪初，蚊子和疟疾、黄热病之间的关系才被确定。疟疾大概是人类所患的第一个传染病，也是至今尚无有效控制办法的最严重的传染病，每年全球的疟疾病例为 3 亿~5 亿，死亡人数为 100 万~200 万，主要是非洲的儿童。在这个地球上，每 100 人每年至少有 5 个人得疟疾。蚊子传播的疾病还有登革热、西尼罗河病毒病等，因此生活在这些疾病的疫区的人们更要防蚊。

很多人都注意到蚊子叮人是有选择的，经常出现一家人中有人总被蚊子叮，有人很少被蚊子叮，或者家里的孩子很招蚊子的现象。蚊子叮人是根据体味、呼出的二氧化碳和汗液里的化学成分来决定的。有的研究认为蚊子爱叮男人，有的研究则发现蚊子爱叮女人。去年的一项研究发现蚊子下颚须上的二氧化碳受体同时也对皮肤的气味非常敏感，解释了为什么即便没有二氧化碳存在的情况下，蚊子也吸血。蚊子很喜欢有味的袜子、破衣服、床单等物，这就更好地解释了为什么蚊子偏爱叮咬某些人，对另外一些人则不怎么照顾。

这样一来有个防蚊的办法，适于爱招蚊子的人。积攒几双自己的臭袜子，存放在自己附近，当蚊子顺着你呼出的二氧化碳找来的时候，很可能纷纷扎进臭袜子堆里。

蚊帐是中国人传统的物理防蚊手段，现在还记得小时候一定要打死蚊帐里蚊子的事情。蚊帐只是睡觉的时候用，大白天除了懒懒的宅男宅女，没人躲在蚊帐里。用纱窗纱门可以防止蚊子进屋，使用空调也能起到一定的预防作用，因为蚊子喜热不喜冷。

尽管晚上蚊子活动频繁，白天它们也不闲着，虎老师夏天收拾花园，如果忘记了往身上喷驱蚊剂的话就惨了。

驱蚊剂里面通常含有 4 种成分：避蚊胺（DEET）、派卡瑞丁（picaridin）、柠檬桉油（oil of lemon eucalyptus）、驱蚊酯（IR3535）。这几种成分中柠檬桉油的驱蚊效果和低浓度避蚊胺一样；派卡瑞丁的效果和避蚊胺一样，而且没有避蚊胺对皮肤的刺激作用；驱蚊酯的效果还是有的，但是否能达到避蚊胺的水平，还有待更多的资料。

这几种驱蚊剂的安全性如何，尤其是用于孩子？

避蚊胺是美军根据"二战"中丛林战的经验而研制的，蚊子很不喜欢这东西的气味，以此达到防蚊的效果。美国 AAP 认为含有

10%~30% 避蚊胺的驱蚊剂对儿童和成人都是安全的，但 2 个月以下婴儿不要使用避蚊胺。加拿大卫生部则比较严格，不许含有超过 30% 的避蚊胺的驱蚊剂销售；6 个月以下婴儿不要使用避蚊胺；2 岁以下儿童每天不能使用多于一次；2~12 岁儿童只能使用含 10% 避蚊胺的驱蚊剂，每天使用不得超过 3 次。

一些防晒霜含有避蚊胺，应该尽量避免给儿童使用，因为防晒霜要每隔两小时抹一次，这样避蚊胺的量积累起来就会很大。

2013 年的一项研究发现蚊子能暂时性地克服或者接受避蚊胺的气味，而且用不着基因突变，如果确实如此的话，也许要重新评价防蚊药了。

避蚊胺用了半个世纪了，安全性还是很不错的。除了 6 个月以下婴儿不要使用外，不要让孩子的手和脸部接触，也不要喷在衣服内，进屋后要用水和肥皂把身上的避蚊胺洗掉。

派卡瑞丁是 2001 年上市的，效果和避蚊胺相同，甚至更好，因为挥发得慢，可能驱蚊效果更久，而且没有味道。但由于使用时间尚短，安全性资料还不完善，因此权威机构建议不要给 3 岁以下儿童使用。

柠檬桉油所提供的保护时间短，在安全性上和派卡瑞丁一样，没有足够的资料，因此不要给 3 岁以下儿童使用。

驱蚊酯（IR3535）是花露水里面的成分，其驱蚊效果的研究结果并不一致，有的研究发现驱蚊酯的效果好于避蚊胺，有的研究发现在疟疾疫区避蚊胺驱蚊效果最好，而驱蚊酯基本无效。这种东西对眼睛的刺激很大，除此之外没有不安全的报道，美国 AAP 对这种东西的使用还没有任何推荐。

除上述几种之外，还有一些所谓天然的驱蚊物，比如精油。人们认为天然的好，但在驱蚊上并不然，天然的东西挥发太快，驱蚊效果不能长久，无法和驱蚊效果能够达到 4~10 小时的避蚊胺或派卡瑞丁相比。

目前没有孕妇使用驱蚊剂不安全的报道，尤其是避蚊胺，因为已经大规模使用几十年了，没有出现对孕妇不安全的报道，说明在正确使用的情况下还是很安全的。

下面说说亚洲地区常用的蚊香。蚊香的有效成分是除蚊菊酯，这种东西是不能用在皮肤上的，在空气中使用还是安全的。但是蚊香并非只含有除蚊菊酯，其99%的成分是其他东西，在燃烧中会产生多环芳烃、甲醛、一氧化碳、苯系物等对人体有害的物质，各种香类的东西比如炙烟、卫生香等在焚烧时都会多多少少产生这样的物质。一盘蚊香燃烧产生的这类物质可以和一盒香烟相比，当然香烟还有其他很多有害物质。蚊香燃烧所产生的有害物质对于人体的危害还不能确定，起码一盒蚊香产生的PM2.5的量相当于75~137支香烟。

蚊香有无烟的，污染物会少一些，但依然有污染。点蚊香时如果通风的话又达不到驱蚊的效果，因此不管有没有孕妇和小孩，都不要使用传统的蚊香。

传统蚊香不成，电蚊香如何？

电蚊香这个词犹如西医东渐之初进行中医包装一样，名不副实。这种东西和蚊香毫无关系，因为毫无"香"可言，所以也没有蚊香那样的污染。

电蚊香液是靠加热使得驱蚊液雾化，这些驱蚊液可以阻断蚊子的敏感器，这样蚊子就感觉不到屋子里或者附近有人存在了。最常用的是丙炔菊酯（prallethrin），和除蚊菊酯是一类的。这类东西在低浓度还是安全的，但有些人会过敏或者出现呼吸道症状。使用的时候不能呼吸进去或者接触皮肤，如果皮肤和眼睛接触了要立即冲洗，也要避免污染食物。

除了电蚊香液之外，还有电蚊香片，原理是一样的。

目前还没有确凿的不安全的报道，问题是这类东西驱蚊效果不能达到避蚊胺那样的 100% 防护，在安全问题上还得严防孩子触摸甚至吃进去。总的来说，如果在电蚊香液（片）和传统蚊香之间选择，肯定是选择前者。

下面说说驱蚊器，驱蚊器有两种，一是电磁波，二是超声波。前者宣称对人无害的电磁波可以影响到昆虫、老鼠等动物的神经系统，让它们闻声而逃甚至暴毙。后者根据一些动物比人可以接受更高频率的超声波，用人耳听不到的超声波来驱除昆虫和其他动物。

驱蚊器听起来很美，没有化学物质，使用起来很方便，插上电就是了。但是此物对于坚信 Wi-Fi 有害、孕妇要穿防辐射服的某些中国人来说，很难接受，尤其是孕妇和孩子。私信里就有不少这种情况，对驱蚊器很抗拒，甚至舍驱蚊器而用传统蚊香。

在这里统一回答，使用传统蚊香有害，不要用了。对驱蚊器的担忧等您看完这一节也就释怀了，因为根本没用，虎老师帮您省了这笔钱，也省了这种毫无根据的揪心。

在美国，驱蚊器这东西外号叫"钻空子"，不要以为美国的商人都是对得起消费者的良心贩子，只要法律有空子，他们卖假货就卖得毫无廉耻。美国的相关法律叫《联邦杀虫剂、杀菌剂和灭鼠剂法案》（FIFRA），根据 FIFRA，美国环保署要求化学驱蚊剂要提供有效性证据，但是 FIFRA 对驱蚊器没有规定，这就让商家钻了空子，也就是说在美国销售驱蚊器有没有效全凭厂家一张大嘴巴。

美国联邦政府不顶用，还有科学家。如果驱蚊器管用，那么对于控制几乎无可奈何的疟疾会有巨大的帮助，于是科学家们进行试验。

说到做蚊子叮人的试验，虎老师又逮着机会显摆一下科学史的深厚功底了。

清朝的时候，台湾岛上有一位受雇于大清国海关的洋医生，这位洋大夫还不是阿猫阿狗级别的，人家是大英帝国公民，在本国连续拿了医学学士、外科学硕士和医学博士学位，为什么跑中国来了？因为他是苏格兰人，学位也是苏格兰大学的，在大英帝国学术界谋不到饭碗，只好来华插队，大清国知识分子政策也有问题，这种大知识分子居然给分到台湾去了。

这位帕特里克·曼森博士在台湾做了一个试验，把蚊子和一位丝虫病患者放在一个关紧窗户的房间里，蚊子在夜间吸完血，早上曼森把墙壁上那些吸饱了血的蚊子抓起来，在蚊子体内发现了丝虫，成为第一个用科学实验的办法证明了蚊子在传染病传播上扮演了角色的人，因此成为热带医学的创始人。在曼森的指导下，军医罗纳德·罗斯在一只吸完疟疾患者血的按蚊的头里面发现了疟原虫，从而证明了是蚊子传播疟疾，并因此获得第二届诺贝尔生理学或医学奖。

但是，光环之下是那位台湾患者在那个闷热的房间里待了一夜后死了。真是为科学研究献身了！

2007年分析了在北美、俄国和非洲进行的10项实验，发现用不用驱蚊器结果一样，驱蚊器不能防蚊，因此不能预防疟疾。

2010年的一篇综述分析了10项超声波驱蚊器的试验，结论是无效，而且认为没有必要再进行进一步的试验了。

还有一种驱蚊器声称能发出蚊子的天敌蜻蜓飞翔时翅膀发出的频率，以吓跑蚊子。实际上蜻蜓飞翔时翅膀发出的频率远远低于驱蚊器发出的频率。

韩国LG公司出了一款空调驱蚊器，这种也许有点用，但完全靠空调是不能彻底驱蚊的。还有各种APP，可以让手机发出驱蚊器一样的频率，有人做过实验，蚊子不仅不跑，反而聚集过来。

因此，虽然担心驱蚊器对人体健康有害是毫无根据的，但驱蚊器对驱蚊无效，根本没必要买。

另外一种东西是驱蚊手环，走的是小清新的路子，手腕上戴个时尚的手环，蚊子也不咬了，美得鼻孔朝天了吧。这种手环含有香叶醇等化学物。有人做了试验，戴驱蚊手环确实比不戴驱蚊手环好，但并不能提供避蚊胺那样的效果。问题就来了，什么都不用被咬了 10 个包，戴了驱蚊手环被咬了 5~7 个包，用避蚊胺后一个包都没有，您选择哪个？咬 10 个包和咬 5~7 个包在不舒服和患病风险上有区别吗？

驱蚊手环虽然味道比含有避蚊胺的驱蚊剂好，但同样有味，同避蚊胺等驱蚊剂相比要贵多了。既贵效果又不好，就不要追求这种时髦了。

驱蚊的另一招是将百灭宁等喷在衣服上，注意不要喷在皮肤上，这样蚊子以为过来一个大毒物，就不近前了，体育用品商店还有卖预处理过的衣服，这种方法的目的是多一道防线。

写到这里，防蚊最有效的是什么？盖住。在家待在蚊帐里面，在外把皮肤尽可能盖上，头上戴个大帽子，最好穿浅色衣服，因为蚊子喜欢深色。如果没有皮肤露出来，蚊子是不会刺穿衣服的。尤其是孕妇和孩子，担心这个担心那个，不让蚊子有可乘之机就是了。

家里的门窗安上纱窗，定期检查、更换，虎老师刚刚把家里有洞的纱窗换成新的，对了，自己动手，成本只有换新纱窗的 1/10。有了纱窗，蚊子就进不来，在屋里见一个拍死一个，家里开电扇或者开空调。有一个无蚊的环境，还用得着驱蚊剂吗？

在使用驱蚊剂上，尽可能不给孩子用，也不要让孩子接触，不得不用的时候，尽可能少用，不要让孩子自己喷抹，也不要把驱蚊剂喷抹在孩子手上，因为他们很可能揉眼睛，引起强烈的刺激。孕妇也要尽可能不用驱蚊剂。

记住，尽可能不用不是以身饲蚊，而是要采取各种物理措施，不给蚊子可乘之机，到了该用的时候还得用，比如外面温度 40℃了，您捂得跟个木乃伊似的，蚊子是没地方下嘴了，可是您中暑了，严重的真可能见木乃伊去了。

6. 儿童要不要吃维生素 C 片

膳食补充剂不是食物，应该算是起不到药物效果的伪药物，这类东西没有药的治疗效果，却有药的副作用，其中就包括会影响其他药物的吸收和作用。

比如儿童经常感冒，感冒不要乱吃药，至多在体温过高的时候吃退热药，并不是为了退热，而是为了让孩子舒服点。过几个小时，温度还会升起来，因为发热是身体本能的抗病疗法。

最重要的一种退热药是对乙酰氨基酚，服用对乙酰氨基酚时如果同时吃了高剂量维生素 C 的话，会减缓对乙酰氨基酚通过尿液排出体外，从而导致对乙酰氨基酚在体内浓度升高。对于另外一种退热药布洛芬，高浓度维生素 C 可能会产生同样的效果。

这是一个值得重视的相互影响，因为很多人特别是一些医生脑子里还存在着维生素 C 可以预防和缓解感冒的陈旧的、错误的概念，包括美国的很多人，一感冒就买了维生素 C 泡腾片，就着一杯水喝进去，如果再吃对乙酰氨基酚的话，就会有对乙酰氨基酚过量的风险，当然这种风险不是十分严重。

感冒后不要吃维生素 C，因为维生素 C 对感冒没有任何效果。那么不感冒的话要不要吃维生素 C？

维生素 C 缺乏并不严重，美国是 6%。中国的数据或许高一些。不管怎么讲，维生素 C 很容易从水果和蔬菜中摄取，还有各种强化食品。对于儿童来说，如果饮食中已经摄入很多维生素 C 的话，再吃维生素 C 片，就很容易过量。4~8 岁儿童每天摄入维生素 C 的上限是 650 毫克，9~13 岁儿童是 1200 毫克，青少年是 1800 毫克，维生素 C

泡腾片每片含维生素 C 的量是 1 克。维生素 C 补充剂本身就可以导致恶心、产气和腹泻，过量的话会导致胃部炎症和肾结石。

所以，担心孩子缺维生素 C 的话，就让他们养成吃水果和蔬菜的习惯。因为维生素 C 是水溶性的，烹饪的时候会丢失很多，因此能生吃就生吃，非要做熟的话就少加水。从小养成这样的习惯，对他们的一生都有好处。

一说起维生素 C，人们总会想起橘子，其实红青椒、猕猴桃、花椰菜、草莓、木瓜等维生素 C 的含量都很高。对，木瓜，不是传说中的丰胸，那些波涛汹涌的不是吃木瓜吃的而是做了手术。吃木瓜别想那么多，吸收些维生素 C 就很知足了。

7. 少精

避孕系列写完了才想起来还有一种天然避孕法，怀孕是男女双方的事，即便女方到了怎么种都能长的境界，关键还得有精子，如果男方没有精子，就不必考虑如何避孕了。

男性没有精子叫做无精症，另外还有精子数量少的少精症，标准是精液中精子数量低于 1.5×10^7 每毫升。

这还算少?

没办法，精子靠的是精海战术，所以动辄数以千万计。少精症也能导致女人怀孕，只不过几率低一些。但除了数量少之外，还有其他因素，比如少精症中有一部分阳痿，还有一部分性欲低下，这样就更难有孩子了。

影响精子数量的因素很多，因此通常情况下，造成少精的原因往往无法确定。精索静脉曲张、感染、逆行射精、免疫系统错误地产生精子抗体、肿瘤、隐睾、激素失衡、精管缺陷、染色体缺陷、乳糜泻、某些药物等医学上的原因会导致少精；此外还有环境因素，如暴露于化学物、重金属、放射线或 X 线等也会使精子减少。

长时间骑自行车是危险因素之一，睾丸过热如长时间桑拿、久坐都会减少精子数量，手提电脑放在大腿上时间过长也会导致睾丸过热。

这还不算完，类固醇、酒精、烟草都会导致精子数减少。肥胖会导致激素变化，使男性不育。压力、三班倒的工作、需要长时间用电脑的工作都有可能使精子数减少。最后这款说的就是虎老师呀。

还有一个问题是算错了，比如采样的时候刚射完精不久，或者采样的时候一部分射飞了，所以如果发现精子少的话，要多检测几次。

烟民、酒鬼、胖子易患少精症，这几样都很不健康，即便不为精子数也要改正。太健康也不是 100% 保险，比如大热天狂骑自行车也会影响精子数量。其他原因导致睾丸过热也是危险因素之一。服用违禁药或者某些药物、患肿瘤或其他慢性病、肿瘤放疗或者手术、暴露于有毒物质等都属于危险因素。

除了这些之外，如果有生育能力方面的缺陷，精子数量也有可能很少。做了输精管结扎术，精子量就不用数了，如果恢复了，精子量也会很少。节育手术虽然很有担当，但后悔药很苦，要考虑成熟再行动。

了解了原因和危险因素，就可以谈谈如何预防。

其一吸烟的要戒烟，还没有吸烟的要永远不吸烟，然后大家一起对二手烟、三手烟说不。吸烟的坏处数不清，害了别人更害了自己，即便几十年后得肺癌您不在乎，无后为大是不是很在乎？长辈对此是不是很在乎？

其二要少喝酒，到了精子有可能已经少的情况，就应该戒酒。

其三是不嗑药，特别是类固醇，有些保健品里面非法添加了，所以不要乱吃保健品。一些治病用的药物也会导致精子减少，可以咨询一下医生。

其四是胖子要减肥，胖人精子少算得上是进化的淘汰，超重和肥胖对健康的主要影响不是精子少，减肥则会大大地提高生活质量和健康状况。

其五是减压，现代社会竞争激烈，不得意者十有八九，即便贪了个金山银山的也"压力山大"，本来担心的是哪天被纪委叫去从此自由是奢望了，现在又多了对自己精子的担忧。这两天看了两则消息，一则是某贪官事发，被发现和情妇们生了 4 个娃，老婆一查，其中只有两个是老公的种。还有一则是某贪官有 9 个私生娃，为了实事求是，组织出面核查，发现只有 3 个是贪官的种。你们说，贪官们现在蹲在号子里想什么呢？玩儿命地贪，原来帮别人养娃呢。再不减压成吗？

其六是不要热着睾丸，尤其是还没孩子的，如果长时间把手提电脑放在大腿上，就置办个隔热的电脑。

最后是避免重金属、农药、化学物污染。

精子少不少，本人很难知道，只有当造人有些日子了，始终不怀孕，去看医生。医生详细询问，确信性生活正常、性伴正常、性取向也正常，体检结果也正常，该有的东西都有，那就分析一下精子吧。

医生先问：最近没得大病吧？如果病了、好了，等 3 个月再来。最近也没压力吧？

医生再问：上次射精是什么时候？今儿早上。回去吧，两天以后再来。下一位，上次射精是什么时候？一个月以前。你还真憋得住，回去，射一次，过两三天再来。因为为了确保准确，两天之内不能射过，但七天之内要射过。

拿上一个小罐，到那屋里自己整出来，里面有成人录像助兴，射出来后拿去显微镜下计数。过了一个星期被医生叫来，照原样再采集一次精液，这次千万要把射出来的都收集了。也可以从医生那里领特殊避孕套，回家做爱的时候套上，射完后交给医生。

正常精子数目每毫升 1500 万到 2 亿，每毫升少于 1500 万就算少精症，另外还有一个指标，每次射出精子的总数少于 3900 万，两者有其一就算。

查出确实少了，怎么办？

医生会建议进一步检查导致少精的原因，可以做超声检查、激素检测、射精后尿检、遗传检测、睾丸活检、抗精子抗体检测、精子功能检测等，能查出原因来最好，查不出来的可能性也很大。

如果不打算怀孕，精子多少无所谓，得知自己精子少的主儿都是想要孩子要不成的。解决办法有下面两点：

拼体力。增加做爱频率，质不成就靠量取胜，尤其在女方排卵期前后，起码每隔两天做一次，有能力天天做更好。一个月不成功，就再做一个月，然后再做一个月，然后……

不要用润滑剂。此物会使精子数量下降，如果没有润滑剂就做不下去的话，可以换特殊的润滑剂。

有办法治疗少精吗？

要看是否找到原因，精索静脉曲张可以做手术，有感染的话吃抗生素，激素有问题的话吃药，或者用辅助生殖技术比如人工授精或者体外受精。还不成的话就找人捐精吧。

有人问：虎老师什么时候写历史呀？

满足您，今天露一手，说说人工授精的历史，看过的就重新温习一遍。

1455年，卡斯蒂利亚王亨利四世再婚，娶了比他小20岁的葡萄牙公主乔安娜，这桩婚姻除了政治目的外，还肩负着王国的未来，因为亨利四世无后，娶16岁的乔安娜为的就是生个王储，男女都能即位。

但是，亨利四世的外号是阳痿的安多奎，而且还是同性恋。社稷为重，有神医献秘方，让国王站在床上，王后躺着，两脚高举，露出阴部。神医先给国王手淫，射出的精液经过烤火鸡用的黄金管子，流进王后的阴道。

这试验一做就是6年，也不知道这么人工授精了多少次，神医也蛮拼的，王后终于怀孕，生下公主。可惜这第一次人工授精试验没设计好，宫禁太松懈，王后有好几个情人，怀的是贝尔特兰伯爵的种。

乔安娜被囚禁在修道院至死，卡斯蒂利亚王位落入王妹伊莎贝拉手中，这才有双王完成八百年收复失地大业，将伊斯兰势力逐出伊比利亚半岛，西班牙诞生，哥伦布远航，埃斯特雷马杜拉绝代双骄开疆万里、征服新大陆，美洲大陆的高产农作物让中国突破了人口瓶颈。

如果这首次人工授精成功了，我们之中的多数人是不可能出生的。医学改变历史，以此为例。

8. 避孕

避孕对于男人来说很简单，怀孕是女人的事，男人掌握住精子的流向就成了，于是很早就有了避孕套这东西，而且很有效。

但是对于女人来说，避孕套这样的避孕办法是由男人完全主导的，本来嘿咻就是男人占主动，怀不怀孩子本来应该由女人决定，可是不怀孩子仍然由男人决定，这让渐渐解放的女人们非常不爽。

当年宗教势力太厉害，不让研究避孕药物，而女人也不愿意一个又一个地怀孩子，生得下来养不起是次要的，主要是不定生哪个的时候就难产死了，于是就采取下列几种办法避孕。

一是晚婚甚至不结婚，二是结婚后节制性生活，三是中断性交、体外射精，四是使用阴道栓剂，另外还有一种亡羊补牢的办法是堕胎。中国女人呢？1929年女权运动领袖兼节育运动前驱玛格丽特·桑格到中国，发现这里的女人不知避孕，节育的主要办法是溺婴，之后她和赛珍珠一起在上海开办了避孕诊所。

上面说的几种办法，节制性生活和中断性交让男女都不快，很难落实，阴道栓剂也不靠谱，只剩下不结婚了。后来经过几十年的努力，主要是对抗保守势力，加上合成性激素的成本大幅度下降，到1960年，女性避孕药终于问世了。

避孕药一出，男女在性生活上平等了。一派人欢呼从此解除了对怀孕的恐惧，可以放松享受性爱。另一派人则愁眉苦脸，男人的苦日子来了，在外劳累一天，回家后还要面对不再担心怀孕、不再每隔几年肚子大一回的性欲高涨的老婆。女权运动加上女用口服避孕药的问世，使得性解放运动骤然兴起。

女性避孕药出现后，人们认为男性避孕药的出现只是时间问题，而且不会很久。20世纪60年代末，专家们预言男性口服避孕药会很快出现。1976年，专家变得保守了，预测15年内上市。15年后又预测20年后上市，20年后就没有预测了，男性口服避孕药迄今遥遥无期。

1977年的一项调查显示，70%的男性愿意使用避孕药。妇女们也支持，因为如果有男性避孕药的话，夫妻双方可以分担避孕义务。

从20世纪50年代开始男性避孕药的研究，最支持的是搞计划生育的中国和印度，两国总理周恩来和尼赫鲁都支持研发。

尼赫鲁步子迈得很大，试图通过一项男子强制绝育法，遭到内阁反对，他便寄希望于男性避孕药。

周恩来是实干家，1972年，中国进行了一项14 000人参加的棉子酚男性避孕的大型临床试验。避孕效果有，但副作用很严重，包括腹泻、呼吸道症状、心力衰竭等。

那个"等"是什么？

绝育，永久性绝育。

其他男性避孕药的临床试验相继证明了避孕效果，但都解决不了一个副作用：性欲低下。为了避孕而性欲低下是绝大多数男人无法忍受的，导致至今没有男性避孕药。在避孕领域，男性有避孕套和绝育术，女性则有几种选择。

避孕套在口服避孕药出现后很是落寞了一段时间，直到艾滋病问世，因为性传播是艾滋病的主要传播途径之一，避孕套能够很有效地预防艾滋病和其他性病，使得避孕套咸鱼翻身，再次成为避孕首选方法。

避孕套的使用有不少问题，天主教会对此是反对的，此外还有社会因素，不少地区的人们对使用避孕套有抵触情绪。从性交上讲，避孕套会减少敏感性，虽然能够延长射精时间，但对于很多人来说会减少性交快感。

比较悲惨的是有人对乳胶过敏，戴避孕套会引起皮肤过敏，如果乳胶过敏严重的话，戴避孕套有可能有生命危险。另外一些人，如果戴乳胶避孕套次数多的话，会形成乳胶过敏。

避孕套还不能保证100%有效，一是性交时避孕套脱落，比例为0.6%~1.3%；二是性交时避孕套破裂，比例为0.4%~2.3%；三是不明原因的不管用，1%~2%的女性在使用避孕套性交后阴道内能查出精子。

从避免性病出发，避孕套是最好的选择，尤其是非固定性伴侣之间，特别是一夜情，切记，套不可少。

男用避孕套还有两个问题，一是在使用润滑剂时，如果是油性的，有可能导致乳胶降解，结果套套漏了；二是保存，要保存在干燥阴凉处，如果在湿热的环境下保存时间长了，性交时容易破裂，同样套套漏了。

上面提到男用避孕套的避孕效果为98%，这是说在正确使用的情况下。实际使用效果如何？所谓实际使用包括上面说的各种原因，加上偶尔忘了用。男性避孕套在实际使用中避孕效果为85%，这是WHO的数据，美国CDC的数据是82%，这不是说每次，而是说每100位采取男性戴套过性生活的育龄妇女一年中有15~18位怀孕。

停一下，虎老师，这好像很不靠谱呀？

咱们看看更不靠谱的避孕办法。

不避孕，即无为而治。正确使用和实际使用的效果都一样，什么都不干有效率15%，意思是嘿咻一年，100位妇女有85位怀孕了。

吹牛吧？前提当然是要保持一定的性生活频率。

体外射精，即在射精前拔出来。正确使用和实际使用效果就相差悬殊了。正确使用就是全射在外面了，避孕效果 96%，因为有早跑出来的精子。实际使用的避孕效果 73%，原因就多了，比如忍不住。

安全期避孕，就是量体温算日子，在排卵那几天不嘿咻。正确使用的有效率 95%，实际使用的有效率 75%，有算不准的，有不让你算准的。

杀精剂，把精子杀死，正确使用的有效率 82%，实际使用的有效率为 71%。

避孕海绵，在性交前放到宫颈，一来靠海绵挡住精子，二来海绵里有杀精剂，可以在性交前 24 小时放入，所谓时刻警惕着。其效果看女人是否生过孩子，未生育过的正确使用时有效率 91%，实际使用中有效率 88%；生育过的正确使用时有效率 80%，实际使用中有效率 76%。

上面说的这几种办法不仅实际应用效果不好，而且无法预防性病，都不如男性避孕套，唯一的好处是符合自然性交的原则。

避孕套有男用的，也有女用的。女用避孕套像个圈圈，可以深深地放进阴道里面。女用避孕套和男用避孕套相比有一个优点，是可以在性交之前放 8 个小时。另外一点是可以重复使用，洗干净之后就可以了，最多可以用 10 次，这是从穷国预防艾滋病传播的角度出发的，每次一个男用避孕套用不起呀。

但是，从避孕和预防性病的角度，女用避孕套都不如男用避孕套，实际使用中有效率为 79%。如果不是固定性伴侣的话，在两者之间应该选男用避孕套。

下面该说什么了？

避孕药。

不对，该说绝育手术，从一个极端走到另外一个极端。

多年前和我同一个组有个印度裔女同事，就一个儿子，上大学了。

有一次忙得天昏地暗，她请假了。过几天上班了。怎么了？生病了？做了个手术。啊，严重吗？不是，就是那个做了以后就不能生孩子的手术。

不想生孩子，一个极端是不做爱，另一个极端是绝育手术，从此之后怎么做爱都不会有孩子。绝育手术有两类，女性的输卵管结扎术，男性的输精管结扎术。

当今之世，绝育术的最大问题是无法预防性病，如果仗着不育不孕能力过性生活不加保护的话，下场很可能很不好。另外一个坏处是没有后悔药，尽管几种手术都有一定程度的修复可能，但总的来说算永久性的。

绝育手术的好处是从此不用再采取避孕措施了，无论是体外射精、避孕套，还是安全期避孕药和放环。另外一个好处是不再担心后果，而且可以不让对方知道。

输精管结扎术局麻就可以了，没有严重的副作用，对男性性功能没有影响。但手术后要经过一段时间才能真正没有精子，或者射精20~25次，或者过3个月，检查确实射不出精子，才算成功。很罕见的例子，输精管能自己连上，这样的话就又能让女人怀孕了，比例在0.07%~0.4%。

后悔的话，可以做手术恢复，之后精子量会少很多。在输精管结扎术10年之内恢复的话，怀孕成功率为55%，超过10年再恢复就只有25%了，此外是出生缺陷多。所以要想好了再做决定。

输卵管结扎术是计划生育达标的保障，这种手术和输精管结扎术一样也有失败的可能，尤其是年轻人，失败的比例为0.5%，这些怀孕中15%~20%为输卵管妊娠。其好处是降低患卵巢癌的风险，如果有卵巢癌家族史的话，做这种手术的时候索性取掉输卵管。

输卵管结扎术很难恢复，如果后悔了，只能人工授精，必须考虑成熟再做决定。

这两种方法，如果固定性伴侣的话，相对来说男子做好一点，如果性伴侣不固定的话，不想要孩子的要做。绝育手术和下面要讲的避孕方法都无法预防性病，如果性伴侣不固定，或者对性伴侣没有把握的话，还得额外采取预防性病的措施。避孕不仅仅是避孕，必须把预防性病考虑在内。

有人问艾滋病的预防，艾滋病的传播途径有三，血液、性、母婴。对于一般人群来说，要小心血液途径的感染，尤其是医源性的，中国的医院在这方面已经有了长足的进步。其次是性途径，这是现在中国艾滋病传播的主要途径。在性传播途径中，同性恋要比异性恋危险，除了同性恋的性行为方式更容易传播艾滋病外，缺乏防护起了很大的作用。因此同性恋一定要重视防护，方式很简单，就是避孕套。

避孕套预防艾滋病和其他性病的有效率为80%，或者每年感染的几率不到1%。没有达到接近100%的预防效果是因为很多人使用不得法，或者不是每次性交都使用。不管怎么样，没有其他方法好过避孕套的。

还有一种避孕办法，纯天然，有效率达98%，和正确使用避孕套的有效率相同，当然这98%也是正确使用的情况，不正确使用的有效率就不清楚了，而且对性病毫无防护。是什么？母乳喂养，这是催乳素的作用。

为了达到避孕的效果，婴儿要小于6个月，到了6个月之后，这种避孕办法就不管用了。其次是必须全母乳，间隔不要超过4小时，而且不能有月经。这种自然的功能就是为了让人类好好地哺乳，而且必须全母乳，否则就只能一个接一个怀，孩子营养不良，大人指不定哪回就难产了。

下面可该说避孕药了。

阴谋论是一个喜闻乐见的话题，比如转基因，多少人相信那子虚乌有的阴谋，其实真要信，避孕药还真靠点谱。避孕药问世后，使用率快速上升，但反对的势力也很大，4年之后，美国还有8个州使用避孕药是非法的。之后，教皇反对，黑人艺术家指责节育组织提供避孕药给穷人，目的在于种族灭绝。

　　这话还真不是空穴来风，避孕药问世后，西方的一些精英从中看出解决人口爆炸的新希望，因为避孕药可以控制穷国的人口。穷人能上这当吗？瞧多出来的这么多亿人。

　　1969年，有人出书，说避孕药副作用大，凝血、心脏病、脑卒中、抑郁、增重、性欲低下……闹得参议院开听证会，让一群高喊"女性有避孕权利"的抗议者给搅黄了。到1979年，4年之内避孕药销售量下降了24%。

　　到1988年，第一代避孕药下市，新一代避孕药可以降低卵巢癌、缺铁性贫血和盆腔炎的风险。但此时艾滋病风起云涌，避孕药只好重新让位给避孕套了。

　　1997年，美国食品及药品管理局（Food and Drug Administration，FDA）批准联合避孕药用于治疗青春痘，让避孕药的用途发生了大改变。2003年每三个月用一次的长效避孕药上市。2007年利波雷尔（Lybrel）被批准，此药不仅让人不怀孕，还能让人不来大姨妈。

　　口服避孕药问世半个多世纪，其避孕效果在正确使用的情况下是99%，实际使用情况为92%，效果还是很不错的，最大的问题是对性病没有防护。除此之外，围绕着避孕药有很多疑问和传说，避孕药是否会增加患癌症的危险？避孕药应该怎样服用？怀孕后吃了避孕药怎么办？

　　口服避孕药是否会增加患癌的风险是一个不容回避的问题，因为避孕药其实就是雌激素，或者是雌激素加黄体酮，或者只有黄体酮。

这两种激素都可能和一些肿瘤的生成有关。

首先是乳腺癌，患乳腺癌的风险会随着女人雌激素水平长期过高而增加，比如月经初潮早、绝经晚、怀头胎时年龄大和未生育等，避孕药则是人为地长期增加女性雌激素水平。1996年的流行病学研究发现长期服用避孕药会导致患乳腺癌的风险稍稍增加，主要发生在从青少年时开始服用者，停药10年后患乳腺癌的风险就和未服药者相同了。好的一点是这些停药的人要比从未服药者更早诊断出乳腺癌。

怎么办？推迟服用避孕药的年龄，如果在青少年时期性活跃的话，就选择其他避孕方式，比如避孕套，从预防性病的角度也是最好的选择，因为这个时期的性生活危险程度比较高。

2010年的另外一项流行病学长期跟踪研究证实了长期服用避孕药会稍稍增加患乳腺癌的风险，进一步发现这种增加基本上是因为服用三相避孕药导致的，这种避孕药模仿月经周期内体内雌激素变化水平将剂量分3个阶段，以减少药物的副作用。出现这样的结果是出乎意料的，需要进一步研究。

怎么办？在目前的情况下，出于预防乳腺癌的风险，可以考虑不要服用三相避孕药，等进一步研究结果出来后再说。

对于卵巢癌，相关研究一致性地发现避孕药能够降低患卵巢癌的风险，服用一年降低10%~12%，服用5年降低50%，可以说是非常有效的预防卵巢癌的办法。这种效果要看避孕药中黄体酮的含量，含量高者效果好。

对于 *BRCA1/BRCA2* 基因变异者，服用口服避孕药降低患卵巢癌风险的结果不一致，有的认为有效，有的认为无效。对于安吉丽娜·朱莉这种 *BRCA1* 变异者，2009年的一项研究发现口服避孕药能够使患卵巢癌的风险降低将近50%。

如果像朱莉那样进行预防性切除的话，可以将患卵巢癌的风险降低 85%~90%，这种手术如果在 35~40 岁做，会获得最佳效果，朱莉做手术的年龄为 39 岁，这就是她现在做的原因。

但这种手术也有不好的一面，会导致更年期提前 10~20 年。更年期提前会增加心脏病、一些神经问题和骨质疏松的风险，还有早死的可能。解决的办法是口服雌激素，可以减少一部分这样的风险，朱莉就是这样做的。

但是，对，还有但是，雌激素疗法会增加患乳腺癌的风险，好在朱莉两年前做了乳腺切除术。

看看人家，一步一步都计算好了。如果不手术怎么办？因为有的人还想要孩子呀。那样的话就每年做两次卵巢癌筛查，包括血液和超声检查。

口服避孕药可以降低患子宫内膜癌的风险，服用越久效果越好，而且停药后效果还会持续很多年。

但是，癌这么多，只能不断但是，服用口服避孕药 5 年以上会增加患宫颈癌的风险，服用时间越长，这种风险越高，但停药后这种风险会下降的。服用口服避孕药 5~9 年，患宫颈癌的风险增加 3 倍，服用 10 年以上就增加 4 倍。

但是，口服避孕药对宫颈癌的影响是间接的，直接的影响是高危株人乳头瘤病毒（human papilloma virus，HPV）感染，雌激素的作用可能是影响宫颈细胞对 HPV 感染的敏感性，或者影响细胞清除 HPV 感染的能力，或者让 HPV 感染的致癌性增强，总之，先有 HPV 感染，后有避孕药的效果。

怎么办？早早接种 HPV 疫苗，如果接种刚刚上市的九价加卫苗的话，能够预防 90% 的宫颈癌，再怎么吃避孕药，都不会增加患宫颈癌的风险了。

口服避孕药会增加患肝脏良性肿瘤的风险，是否会增加患肝脏恶性肿瘤的风险还不清楚。

2015 年的一项研究发现口服避孕药会使患神经胶质瘤的风险增加50%，如果服用 5 年以上其风险会加倍。但是神经胶质瘤是一种罕见的肿瘤，这些研究来自丹麦，其神经胶质瘤的发病率是每年 5/10 万，患一种罕见的肿瘤的风险即便增加一倍，也是一个很小的概率，不足以作为停止服用口服避孕药的理由。

避孕药使用范围很广，很多人天天服用，这种大规模长期服用的药物经过半个世纪的应用才得出上面有限的几个患癌风险的稍稍增加，足以说明避孕药在癌症方面是很安全的。正如上面所说的，对于目前已知的风险，也是有对策的，因此没有必要担心。

服用避孕药，想怀孕了，停药就是了，两周之后排卵就正常了，月经则会在 4~6 周后出现，但如果运气好一排卵就怀上，就不会来月经了。

有的医生会建议停药后等一段时间再怀孕，认为马上怀孕的话流产的风险比较高，这是以前的看法，目前认为是没有根据的，避孕药并不会产生较长期的作用，停药后一切如常。如果服药前月经不规律的话，停药后也会照旧不规律，有些人停药后几个月才能怀孕。如果不放心的话，等几个月再尝试怀孕也可以，这期间采取其他避孕措施。说的不是不做爱，而是戴避孕套做爱。

如果停药后没怀孕，但也没月经了，这种情况叫做停药后闭经。通常在 3 个月内会来月经，有些人会长一些。遇上这种情况着急也没有用，等身体自己恢复吧。

如果服用避孕药期间怀孕了，不要紧张，基本上没有证据表明这样会导致出生缺陷，马上停药就是了。

对避孕药的另外一个疑惑是据说避孕药会让人发胖，也确实有不少人发现自己体重增加了，让她们对避孕药很有看法。这方面的研究有几十项，发现对于多数人来说，避孕药不会导致体重增加。避孕药里雌激素会导致脂肪细胞变大，但不会让脂肪细胞增多。第一代避孕药中的雌激素含量高，会导致食欲增加，现在的避孕药里面雌激素含量低多了，因此体重增加的情况很少了。

有人问：虎老师，要是属于少数人怎么办？

那少数人的体重增加不是真的增加，而是体液潴留，停药后 2~3 个月就消失了。也可以换一种避孕药。

避孕药会稍稍增高血压，如果高血压的话，要找医生咨询，有可能需要采取其他避孕措施。

关于 35 岁以上妇女服用避孕药一直有说法，这个问题要看服药者本身的情况。如果本人很健康、不吸烟的话，可以继续服用。如果吸烟的话，就不要继续服用，因为患心脏病的风险会增高。如果戒烟成功的话，是可以继续服用避孕药的。话说回来了，不管是否服用避孕药，都应该马上戒烟。

三相避孕药可以治痘痘，这是服用避孕药的好处之一，但必须 15 岁以上、已有月经、其他对付痘痘的办法无法改善，而且经过医生批准，一旦服用的话要坚持 6 个月以上。

常规避孕药之外，还有紧急避孕药，用于未防护性生活之后使用，要在 72 小时内和食物一起服用，先吃一片，12 小时后再吃一片。这种东西每个月只能吃一次，如果多于一次的话，效果就不保证了。这类避孕药剂量很强，会有一些副作用，月经也会提前，如果感觉不好，要去看医生。所以还是要注意避孕，不能图一时之快。

避孕药这东西事儿还真多，不像套套就一个漏还是不漏，还得继续写。

说说 Lybrel 等让大姨妈不见了的避孕药，这是一种没有安慰药片的药。传统的避孕药或者有几天不必吃，或者为了养成每天服药的习惯吃几天安慰药片，但服用 Lybrel 每天都服用真正的药片，含 90 毫克乙羟基二降孕甾、20 毫克炔雌醇，一吃就吃一年。Lybrel 已经停产了，市面上的是其仿制药 Amethyst。

吃 Lybrel 就不再有月经了，那么停药后如何？一项 187 名妇女参加的研究，99% 在停药后 3 个月月经恢复，剩下的有 4 个没等来月经就怀孕了，另外两个超过 90 天才来月经。

Lybrel 比传统避孕药副作用小，对于靠避孕药赶走大姨妈，很多医生是持赞成态度的，因为这样可以预防肿瘤和其他妇科疾病，还少了经期各种问题。但是对于很多女人来说，来月经是女性的自然过程，长期使用的安全性也值得进一步研究。

Lybrel 的效果还是很不错的，对比试验结果，服用 Lybrel 的 323 人，无一人怀孕，服用传统避孕药的 318 人，3 人怀孕。

避孕药要天天吃，很麻烦，一旦忘了，也许就怀上了。可以考虑采取长效避孕办法，其一是戴环。节育环可以在宫内待 3~10 年，而且很容易取出。戴了环之后无所谓正确使用和实际使用，不存在人为的错误。

避孕环有带激素的，局部释放黄体酮，Skyla 可以用 3 年，曼月乐可以用 5 年，后者还可以治疗月经出血过多，使用 6 个月后可以减少出血 90%。这个东西的缺点是使用的前 6 个月会有不规则出血现象，导致很多人不接受，其实只要坚持下去就好了。不喜欢这种，可以选择不带激素的铜环，但会导致某些人月经量增多。

第二种长效避孕法是植入，将装有药物的硅胶囊埋于前臂皮下，向身体自动释放黄体酮。取出很容易，最长可以放 3 年，最初 6 个月到 1 年会有不规则出血，总的来说，植入后经血量少，有的人就没有月经了，但有的人经血量大，究竟哪种情况很难预测。

第三种是避孕针，注射一针黄体酮管 3 个月，有效率 99%，但如果没有做到每 3 个月打一针，有效率为 94%。和植入一样，最初 6 个月到 1 年会有不规则出血，有人经血量少，有人经血量多。

副作用是会导致骨骼变薄，停用后就不存在这种副作用了，因此骨质疏松者不要用，乳腺癌患者也不要用，且最好不要连续使用两年以上。另外一个问题是停用后要经过 10 个月以上才能怀孕，如果近期内有怀孕打算的话，就不要用这种办法。

第四种办法是联合法，贴片加上阴道环，其副作用与禁忌和口服避孕药一样。贴片要每周换，3 周后停 1 周，大姨妈就来了，不愿意来大姨妈，就不停。阴道环不影响性生活，放 3 周或 4 周换一个新的，如果脱落了，放回去就是了。这种办法的问题是有的人忘了及时更换，结果怀上了，比例在 9%。这种避孕法的效果不如其他几种长效避孕法。

根据一项跟踪 3 年的研究，戴环、植入和避孕针的避孕效果比口服或者联合法有效 20 倍。一年之内，戴环、植入和避孕针的怀孕率为 0.3%，口服和联合法为 4.8%；3 年后前者为 0.9%，后者为 9.4%。3 种长效法中避孕针效果最好，一年怀孕率 0.1%，3 年怀孕率 0.7%。这 3 种办法的避孕效果已经达到节育术的水平。

但是，真正值得担心的是避孕药无法预防性病，2015 年在撒哈拉南部地区的一项整合研究结果很有意思，发现仅含有黄体酮的避孕针能使患 HIV 的风险增加 40%。这是和其他避孕方法相比的结果，包括不避孕，含有雌激素加黄体酮的避孕针和口服避孕药并不会导致患 HIV 风险升高。

这又是一个出乎意料的结果，也许单独服用黄体酮会影响生殖系统的结构，或者影响免疫系统，也许会影响阴道菌群。因此使用只有黄体酮的避孕药要注意，当然国人不在 HIV 高发区，而且预防性病在某种程度上重要性要高于避孕，说到最后，还得戴套。

9. 备孕

有人问准备怀孕要注意什么？看什么书？这是一种非常科学的态度。生孩子是自然过程，人类的生殖能力是生而具备的，不要担心自己能不能生，而要考虑能否生出健康的孩子。

备孕的准备如下：

- 叶酸：准备怀孕了，头一件事是马上吃叶酸。叶酸缺乏会导致出生缺陷，因此妇女在怀孕前 3 个月就要开始每日吃 400 微克，最好到 600 微克，一直吃到临产。美国的很多食物添加了叶酸，起码能起到一定的效果。而国内某些所谓营养食品专家们不是鼓吹保健滋补，就是变着新花样地博眼球，根本不干推动食品添加的正事。如果吃复合维生素片的话，里面含叶酸 600 微克，足够一天的需求量了，否则可以吃叶酸片。如果吃复合维生素或者其他补充剂的话，看一下维生素 A 的含量，如果摄入太多维生素 A，也有可能导致出生缺陷。

- 体检：男女双方做一次全身体检，约妇产科医生看一次，注意要约到靠谱的，如果医生给你开了一堆保胎药，一定要换一个。可以考虑做一下遗传病的检查，看看是否携带囊性纤维化、镰状细胞病等基因。女方去看一下牙科，需要处理的问题预先处理。如果自己或者家族有抑郁症史的话，要去看心理医生。

- 戒掉不良习惯：接下来男女双方各自检查一下有什么不良习惯。首先是烟草，吸烟的马上戒掉，生活和工作中有二手烟的要尽可能避免，如果很难避免就考虑是否换个工作。酒精是其次，不要再饮酒了。咖啡因摄入量也要控制在 200 毫克之内，这包括咖啡、茶、运动饮料、巧克力等。

- 吃健康饮食：检查一下家里的冰箱，看看能不能保证每天吃 5 份水果蔬菜，能不能保证靠奶或酸奶来摄入钙，能否保证通过均衡的饮食摄入营养。要努力减少在外用餐的次数，养成自己做饭的习惯。鱼要吃，但每周限制在两顿之内。

- 维持健康的体重：男女双方都要将体重控制在正常的范围内，超重和肥胖者要减肥，如果体重过轻，尤其是女方，要尽快把体重增上来。

- 锻炼：制订一个切实可行的锻炼计划并坚持下去。

- 避免传染病：男女双方都要检查一下自己的卫生习惯，要养成勤洗手少接触的习惯，注意清洁，注意饮食卫生，接种流感疫苗。

- 避免环境污染：在雾霾天气里，要习惯外出戴口罩，起码是 N95 的口罩；在室内安装空气净化装置。注意家用化学品，尽可能避免接触。食品要清洗和处理，以避免农药残留。

- 不要滥用药物：保健品、滋补品都不要滥吃，自愈性疾病或症状比如普通感冒和咳嗽也不要吃药。

做好这些后，就可以考虑怀孕了。

正常的怀孕是通过性生活实现的，性生活正常的话，在一个月内怀孕的几率为 15%~25%，因此不要着急。年龄大的几率会低一些，更不要着急。

多做爱肯定能增加怀孕的机会，如果每天做的话，机会最大，但也不保证 100%。计算排卵期的办法很有效，因为在之前 4~5 天加上当天都会成功，所以每隔 5 天做一次爱就够了，但出于运气的考虑，起码保证一周两次。

通常情况下，坚持 3 个月就能怀孕，也有人运气差点，如果坚持一年还不能怀孕，就应该看医生了。

10. Get Smart

自己病了紧张，孩子病了更紧张，很多时候看完医生更加紧张，结果多吃了、多注射了很多药，其中最不必要的是抗生素，因为抗生素对病毒感染引起的疾病无效，偏偏人们得的常见疾病大多是病毒性疾病。

怎么区别病毒性感染还是细菌性感染？从症状上不是十分容易，可以用排除法，下面这个表列出几种常见的病毒性疾病，包括普通感冒、流感等常见的传染病，对这些疾病，抗生素是无效的。

常见的病毒性疾病

疾　病	常见原因		需要抗生素
	病　毒	细　菌	
普通感冒	是	否	否
流感	是	否	否
急性支气管炎（健康儿童和成人）	是	否	否
咽喉炎（除去链球菌感染）	是	否	否
支气管炎（健康儿童和成人）	是	否	否
流鼻涕（带青色和黄色黏液）	是	否	否
中耳积液	是	否	否

这个表是从美国CDC的一个叫Get Smart的项目里找到的，这个项目的用意就是让民众在抗生素滥用上变得聪明一点，因为很多医生滥用抗生素，其后果非常严重。

看到这里，大家知道什么叫"治未病"了吧？本来没有病，给你治出病来。

诸如普通感冒这类病属于还没有有效疗法的自愈性疾病，无论发热、咳嗽、咽喉发炎，治也好不治也好，到日子准好。

不是所有的上呼吸道感染都发热，而且即使发热也会一周左右痊愈；咽喉炎的比例高一点，也会在一周左右痊愈；但咳嗽、流鼻涕的比例则很高，而且时间很长，你要是赶上了可能两周也好不了。

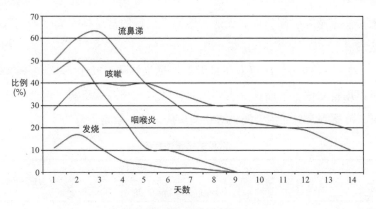

感冒各项症状持续时间

但是，这并不表明你咳上两三周就能咳出大毛病来，咳嗽不是病，只是症状，也是身体要把病原排出来的手段，等病毒性感染消失了，自然就不咳了，就和发烧一样，止咳是止不住的，只能稍稍缓解，甚至基本上是安慰剂效应。

Get Smart 的意思是具备一些基本常识，不要小看这些基本常识，很多医生都不具备。具备了这些基本常识，就能够少紧张、少吃冤枉药、少冒药物特别是中药副作用的风险，你和你家孩子对传染病的抵抗力也能强一点。

11. 孕妇应该接种哪些疫苗？

疫苗是预防传染病最有效的办法，儿童接种疫苗已经成为社会的共识，但人们对成人接种疫苗的认识还相差甚远，尤其对于孕妇接种疫苗的认识很不足、存在着很大的偏见。

中国人在孕妇的保护上存在着非常不正确的认识，包括大部分医生。人们认为孕妇珍贵，凡事务必慎重，具体到疫苗上，能不接种就尽可能不接种。这种看法是毫无临床证据的，现有的临床证据和这种看法恰恰相反，相当一部分疾病特别是传染性疾病有可能造成胎儿出生体重过低、出生缺陷、早产、流产和死亡，还有些疾病会对孕妇造成影响，甚至导致孕妇死亡。孕妇之所以特殊，是因为她们和她们肚子里的胎儿对这些传染病及其并发症比正常人敏感，容易出现严重的症状。保护孕妇和胎儿要从尽可能避免患传染病入手，最好的手段就是接种疫苗。

疫苗的安全性是人们最关心的问题，谨慎是必要的，但谨慎必须建立在临床证据的基础之上，而不是建立在想当然的臆想之上。过度谨慎是在用不确定或者毫无根据的安全问题换取孕妇和胎儿有可能感染后果严重的传染病的巨大风险。根据现有的材料，总体来说，大多数疫苗对孕妇是安全的，是否应该接种则要具体分析。

有可能对孕妇和胎儿造成严重影响而且可以被预防的病原体有以下几种。

• 风疹病毒：孕妇接种疫苗要从备孕时开始，第一个要考虑的是风疹疫苗。

风疹病毒感染，尤其在怀孕早期感染，会导致严重的出生缺陷甚

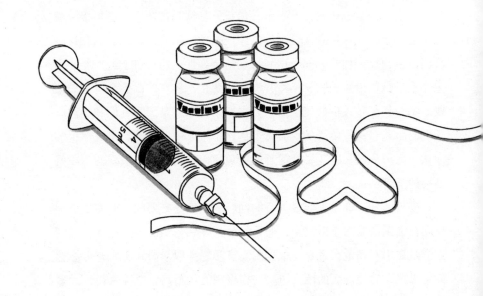

至死亡，因此在怀孕之前要验血，看看有没有对风疹病毒的抗体。大多数人小时候都接种了麻疹、腮腺炎和风疹三联疫苗（measles, mumps and rubella，MMR），但还是要确定是否具备对风疹病毒的抗体。如果没有的话，应该接种 MMR 疫苗。但是接种后一个月内不要怀孕，最好等血液检查出现风疹病毒抗体之后再怀孕。

接种后等一个月的主要原因是因为 MMR 疫苗是用减毒株制备的，理论上有可能导致胎儿感染，虽然并没有出现这样的临床病例，可是权威机构还是建议接种 MMR 疫苗之后一两个月内不要怀孕，在怀孕期间也不要接种，而是生完后马上接种。

- 流感病毒：母亲患流感会导致胎儿出现体重过低、流产等严重后果，患流感之后孕妇也有可能出现早产、流产甚至孕妇死亡，因此孕妇是流感的高危人群之一。

但是，在是否接种流感疫苗上，中国的医学界和国际并没有接轨。绝大多数医生认为孕妇不能接种流感疫苗，极少数认可孕妇接种流感疫苗的专家也建议怀孕 3 个月之后再接种。

2009 年流感流行，导致美国孕妇流感疫苗接种率成倍上升，也提供了一次观察流感疫苗对孕妇是否安全的机会。结果表明，流感疫苗对孕妇是绝对安全的，权威机构随即修改了指南，建议孕妇无论处于怀孕任何时期，都要在年度流感疫苗上市后马上接种，把接种流感疫苗当做头等大事。

由于流感疫苗是需要年年接种的，如果怀孕跨年度，即在 9 月到 10 月之间还处于怀孕期的话，就要接种两个年度的流感疫苗，因为婴儿要等到 6 个月才能接种流感疫苗，只能靠母乳提供的防护，所以不仅怀孕期间要具备对流感病毒的免疫力，在哺乳期也要具备对流感病毒的免疫力。

- 百日咳杆菌：和风疹一样，百日咳也是可以通过幼年时接种疫苗而被预防的疾病。以前权威机构的建议是没有接种过百日咳疫苗的孕妇要接种百日咳疫苗，现在的建议是所有孕妇每一次怀孕都要接种百日咳疫苗。

百日咳疫苗有两种，都是百日咳、破伤风和白喉三联疫苗，给2个月到6岁幼儿接种的是DTap，给11岁以上儿童和成人接种的是Tdap，孕妇要接种的是Tdap。

孕妇接种Tdap主要是为了孩子，因为百日咳感染有可能导致孩子呼吸停止，婴儿要等到出生后两个月才接种第一剂DTap，这样就有一个窗口期。孕妇接种Tdap疫苗最好在怀孕27~36周，这样母亲的抗体可以传给胎儿，就能够覆盖这段窗口期。只接种一次所获得的免疫力并不能维持在较高的水平，因此每一次怀孕都要在怀孕后期重新接种Tdap，以便胎儿获得足够的对百日咳的免疫力。

DTap疫苗对孕妇的安全性还没有被证实，因此孕妇不要接种这种疫苗。

• 乙型肝炎病毒：乙型肝炎病毒疫苗是第一个癌症疫苗，通过预防乙型肝炎病毒的感染，可以降低日后患肝癌的可能性。特别是中国这种乙肝大国，乙肝疫苗的重要性更为显著。

如果孕妇被乙肝病毒感染的话，大约40%的婴儿会成为慢性乙肝感染者，其中1/4迟早会死于慢性肝病。

根据目前有限的临床资料，乙肝疫苗对孕妇是安全的。但美国CDC并没有建议孕妇接种，因为美国的乙肝感染率不高，而是建议高危孕妇，即周围有乙肝传染源的孕妇要接种。对于中国的环境来说，乙肝传染源很多，如果不具备对乙肝病毒的免疫力的话，值得考虑接种乙肝疫苗。

• 其他病原：虽然疫苗整体上是安全的，但有一些疫苗对于孕妇的安全性还没有被确定，目前不建议孕妇接种。

其中一类在特殊情况下可能会接种，比如甲型肝炎疫苗。甲肝疫苗对孕妇的安全性还没有被确定，现在不建议孕妇接种这种疫苗。但有例外，如果孕妇患有慢性肝病的话，为了保护孕妇的肝脏，医生有可能建议孕妇接种甲肝疫苗。还有如果孕妇外出旅行的话，医生也许会建议孕妇接种甲肝疫苗。

类似的情况还有脑膜炎疫苗，对于从事相关工作或者外出旅行的孕妇，医生可能会建议接种脑膜炎疫苗。

属于这一类的还有肺炎疫苗，如果孕妇属于高危或者有慢性病的话，医生也可能建议接种。

另外一类是不要在怀孕期间接种的，比如上面提到的 MMR 疫苗，还有水痘疫苗，也是接种后一个月内不要怀孕。

脊髓灰质炎疫苗也不需要接种，一来安全性不确定，二来除非是某些发展中国家，否则感染的危险性很低。

总之，孕妇不仅不应该排斥疫苗，而且应该积极接种那几个推荐接种的疫苗。

12. 儿童应该接种哪种流感疫苗？

2014—2015 年度的流感疫苗上市后，我全家都接种了。

因为流感病毒太容易变异，流感疫苗必须年年接种。但由于民众对流感疫苗接种的认识很不足，流感疫苗的接种率很低。最出色的美国，2013—2014 年度，42.2% 的成人接种了流感疫苗，比上一年度增加了 0.7%，59% 的儿童接种了流感疫苗，比上一年度增加了 2.3%，总的算下来，只有 46.2% 的美国人接种了流感疫苗。知道这一年度的接种率也不会超过一半，美国只准备了 1.5 亿份疫苗。

根据美国 CDC 的资料，2010—2012 年之间，流感疫苗将儿童因流感引起的重症减少了 74%；2011—2012 年期间将成人因流感而住院的病例减少 71%，50 岁以上人群则减少 77%。接种流感疫苗降低糖尿病患者住院率为 79%，降低慢性肺部疾病患者住院率为 52%。孕妇接种流感疫苗，在预防婴儿因流感而住院的有效率为 92%。流感疫苗还可以将 50 岁以上人群住院率降低 61%。

这些数据说的都是同一件事：尽快接种流感疫苗。

2016 年美国 CDC 一改以往对各种流感疫苗一视同仁的态度，推荐 2~8 岁儿童使用喷鼻型流感疫苗。这是因为和常规型相比，喷鼻型流感疫苗预防的流感病例多了 50%。

但是，如果没有喷鼻型流感疫苗，CDC 建议不要等，用常规型流感疫苗，因为等待期间很可能会得流感。

有些儿童是不能够用喷鼻型的，比如长期服用阿司匹林或含阿司匹林药物者、对鸡蛋过敏者、去年出现哮喘症状的 2~4 岁儿童、之前两天服用抗病毒药物者和免疫功能低下者。

9 岁以上的儿童，可以用喷鼻型，也可以用常规型。

喷鼻型流感疫苗的一个好处是这型疫苗都是四价的，可以预防 H1N1、H3N2 和两株 B 型流感病毒，常规型有四价也有三价的，三价的只预防一株 B 型流感病毒。

还有一点，如果这是儿童第一次接种流感疫苗，无论哪一型，都要接种两次。如果往年接种过流感疫苗的话，只需要接种一次。

抓紧时间接种去吧。

饮食篇

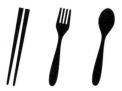

1. 吃哪种盐最健康?

盐是一种矿物质，化学成分是氯化钠（NaCl），重量为钠占 40%，氯占 60%。人类吃盐表面上是图其味道，其实是因为机体的内在驱动，因为钠离子是控制和调节人体功能必不可少之物，还是合成其他化合物的基本成分。

盐还有一个功能是食物长期保存，用盐腌制的食物不会长细菌，这样就不会腐化变质。有了腌制的手段，人类就可以保证长期的食物供应，但也因此摄入了过多的钠。

盐是顿顿不可缺少之物，家里不能没有盐，那么应该吃什么盐呢?

这个问题本来很简单，到商店里买一包盐就是了。可是现在盐的种类越来越多，卖家的噱头也越来越多，存在着一个有没有必要花高价买那些听起来很不错的盐的问题，有没有最健康的盐的说法?

【海盐】

我们平常吃的盐主要是岩盐，另外一种是将海水或者咸湖水晒干而获得的海盐。海盐常常被冠以健康的标签，价格也比岩盐贵不少。

目前对于盐，最大的健康问题是钠摄入量太多，导致高血压等问题越来越严重。海盐标榜的优点之一是比岩盐含钠量低，因此健康。

其实海盐和岩盐所含的钠基本相同，因此海盐并不比岩盐健康。即便真有所谓的低钠盐，也不太可能降低我们的钠摄入量，因为我们摄入钠主要不是通过自己做饭添加盐这种方式，起码 75% 是来自各种加工食品、在外用餐等我们无法控制的途径。降低钠摄入量不在于选择哪种盐，而在于少在外用餐、少食用加工食品、自己做饭时少加盐等。

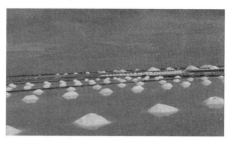

岩盐因为杂质太多，必须精制。海盐大多不做精制，看上去颗粒较大。海盐中也含有一定的矿物质，使得其口感更好一点，但并没有那么明显。因为海盐颗粒大，在烹饪过程中没有完全溶解，因此吃的时候会吃到小小的盐块，很多人喜欢这种味道，这才是海盐的价值所在。

【碘盐】

碘盐出现于 1924 年，是美国为了降低五大湖区和太平洋西北部沿岸甲状腺肿大发病率而采取的营养干预行为。

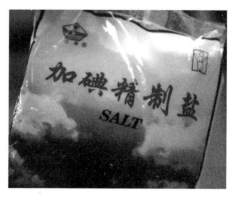

碘是人体生长和发育所必需的微量元素，存在于土壤中，植物从土壤中吸收碘，人和动物通过食用植物而获得碘，人吃动物，也是获得碘的一个途径，此外还可以从海产品中获取碘。碘缺乏会导致甲状腺肿大、体重增加、代谢缓慢、疲劳等症状，孕妇碘缺乏的话会对胎儿造成损伤，保证孕妇碘的摄入就能够保护胎儿不至于出现脑损伤等情况。碘缺乏在第三世界国家还比较常见，原因是海产品和动物性食物吃得少，所居住的地区土壤中碘含量太低造成的，对于这些地区来说，碘盐是一个很好的预防碘缺乏的手段。

岩盐和海盐都可以添加碘，海盐中有微量碘，能否达到日摄入量的要求则看海盐的产地。

有些人不喜欢碘盐，其中一部分人是因为觉得添加碘之后，盐的味道就变了，另外一部分人则是崇尚自然，认为盐就是盐，不应该添加其他成分。而买碘盐并不能保证碘的摄入量，还是上面提到的原因，现代人过多地食用加工食品和出外就餐，加工食品中所用的盐也许不是碘盐，因此美国人碘摄入量近年来呈现下降趋势。除非自己做饭为主并吃新鲜食物，靠碘盐来补碘是不靠谱的。

摄入碘不靠碘盐，靠的是营养均衡，多吃海产品和奶制品，这样一般来说不会出现碘缺乏。但如果营养不均衡的话，尤其是纯素食者，就必须考虑在碘盐之外服用含有碘的复合维生素片。

【 犹太盐 】

顾名思义，犹太盐（kosher salt）是根据犹太人的饮食习惯制成的盐，其形状比其他盐大，用于腌制最佳。

按重量算，犹太盐的钠含量和其他盐没有区别，而且犹太盐是不加碘的，这种盐很受厨师欢

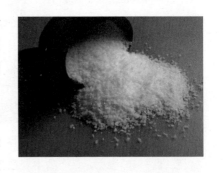

迎，但这并不表明犹太盐健康，而是因为这种盐最适于腌制和添加，比如做好菜之后撒上犹太盐，这样用较少的盐就可以获得丰富的口感，如果在烹饪中放入的话，犹太盐和其他盐没有区别。

因此从技术上来说，如果不考虑碘的话，犹太盐稍稍健康一些，因为可以少放一些。薯片厂商就是通过换用犹太盐来达到在保持口味的同时降低钠含量的目的。

【鲜盐】

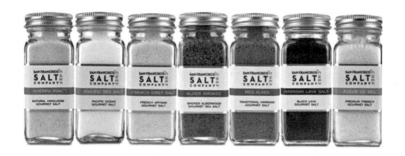

鲜盐（gourmet salts）是未经纯化的海盐，因为各地海水所含矿物质不同，鲜盐可以呈现不同的颜色。除了显得很时髦外，鲜盐由于未经纯化，矿物质含量稍高，这样一来钠的含量就稍低，勉强算低钠盐。

但是，低这么点钠对于厂家来说不够忽悠，他们说鲜盐含有丰富的矿物质，因此是最健康的盐。

鲜盐的这个宣传出现在很多其他食品中，即矿物质多多益善，这是一个不科学的说法。人体需要矿物质，但人体并不是无选择地需求矿物质，只有吸收了对人体有益的矿物质才称得上健康，吸收了对人体无益的矿物质就不能算健康，甚至适得其反。

鲜盐中确实有人体需要的矿物质，但也有人体不需要和对人体有害的成分。海水污染是一个全球性的问题，其中最严重的是汞和砷，这两者对人体是有害的，它们存在于一些鲜盐内。不过不用太担心，因为我们要限制盐的摄入量，这样一来无论是有益还是有害的成分，从鲜盐中摄取的那一丁点儿都可以忽略不计。关于鲜盐健康的说法都是无稽之谈，高价买鲜盐只不过是一种小清新行为。

总而言之，不存在最健康的盐的说法，不管哪种盐都要限量，只有做到自己能够控制加多少盐，才能够真正做到降低钠摄入量。

2. 咖啡与茶

最近谈茶的文章多了起来，大有为茶一正名声的架势。网上有一篇译文，引用一项法国的研究，结论是喝茶比喝咖啡更能降低死亡风险。在具体讨论中我们会发现，从那篇译文来看，这项研究真可以用作 bad science（伪科学）的范例。

喜欢咖啡或喜欢茶，需要平心静气，以品的风度细细分析。

咖啡和茶都是饮料，除此之外还有牛奶、果汁、碳酸饮料、酒。这些东西的主要成分都是水，水本来也算饮料，但最近刚刚被排除在饮料（beverage）之外。

酒是人类文明堕落的代表，但饮酒并非仅仅为了享受。享誉天下的法国葡萄酒就不是这么来的，当年巴黎水质非常差，喝完了拉得脱肛。住城里的甭管富人还是穷人都不敢多喝水，怎么办？喝葡萄酒。不要管质量了，不拉稀就成。

有这么大的需求，法国葡萄酒业迅速发展，不仅有内需，还能出口创汇，但有一个问题，葡萄酒变酸，还没运到德国，就成醋了。为了解决葡萄酒变酸的问题，大师出世，巴斯德因此创立了现代微生物学，现代医学就这样发展起来了。

庞大的现代医学源于葡萄酒变酸，发现新大陆也不是因为想占地。

地理大发现，征服新大陆，起因是什么呀？

土地？

非也。

北上广房价高，二线、三线城市房价不高，有多少人为了这一点搬家？北京寸土寸金，大西北的地便宜，有多少人肯换？欧洲人不要

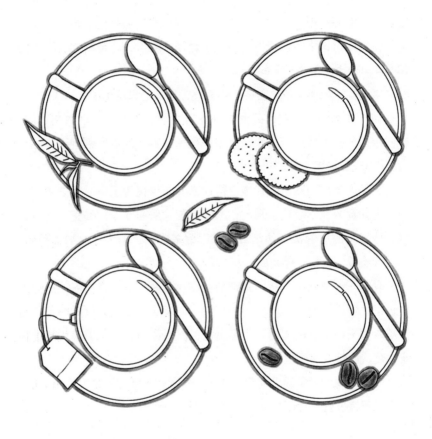

命地远航，真的不是为了当大地主，而是为了香料。

是因为普遍性狐臭，要遮掩吗？

不是，久处狐臭而不知也，是因为做饭必须加香料。

法国烹饪与中餐齐名，但那是从太阳王开始的，早年法国人和欧洲其他人吃东西很简陋，做熟了就是了。那种东西难以下咽，只能往里面加香料。香料产自亚洲，欧亚商路被穆斯林控制，加价 300% 算有良心，于是欧洲不要说穷人了，贵族吃饭都用不起香料。巨大的利润导致铤而走险，沿非洲海岸探索，冒着传说中被烤成黑人的风险穿过好望角，进入印度洋，这便是"肚子是历史前进的动力"。

发现美洲则不是因为口腹之欲，而是因为哥伦布太有理想。这家伙靠着两本书走天下，一本《圣经》，一本《马可·波罗游记》。

地理大发现之后有两件很重要的事，16 世纪中东发现了咖啡树，17 世纪咖啡种子被走私到欧洲。也是在 17 世纪，中国的茶叶被葡萄牙人引进欧洲，18 世纪英国喝茶成风，为了打破中国对茶叶的垄断，英国在印度种植茶树。北美是英国的殖民地，因此人们都喝茶，很少有人喝咖啡。

对于当时的北美人来说，喝茶比喝咖啡有很大的优势。当年北美地广人稀，人民群众家里没什么餐具，喝茶只要把水烧热就是了，而喝咖啡要煮。除了喝茶，人们另外一个爱好是吸烟。烟叶是北美的经济作物，烟民们根本不担心得肺癌，因为到 1900 年，美国的平均寿命只有 49 岁，到不了得肺癌的岁数。

就这样烟与茶度过了殖民时代的漫长岁月，到了 18 世纪中叶之后，烟熏茶绕的日子过不下去了，因为大英帝国在北美取得了绝对性胜利，打败了法国人及其盟友印第安人，拿下魁北克，北美东部全部在手，帝国觉得为北美人民谋了福利，北美人民该为帝国分忧了，为了解决打仗欠下的多少屁股债，帝国开始在北美稍稍收点税。这一下引起北美居民的强烈反弹，帝国为了和谐，一味退让，一直退到只剩下茶叶专卖了。

当年清帝国只开广东一口通商，即便如此，茶叶出口价格和北美进口价格的差距也很大，因为大英帝国规定，销往北美的茶叶必须经过伦敦，这样政府能够收到税款。这么一来，北美到岸的茶叶价就高了不少。北美的商人不是傻子，发现有利可图，纷纷走私茶叶，害得东印度公司要破产了。东印度公司游说政府采取两手都硬的措施，一手皇家海军抓走私，一手由获得专营权的东印度公司在北美打茶叶价格战。北美老百姓非常高兴，平时舍不得喝的茶叶现在能敞开喝了。走私贩子坚持不住了，就要破产了。

只剩下一条出路了：革命。

毛主席说过，革命不是请客吃饭。美国独立是为了保证人民喝高价茶。

美国独立运动中很著名的一幕是波士顿倾茶事件，说的是一群革命者化装成印第安人，把官方的茶叶统统倒入海水。

革命就这样开始了。

容许我先"哈哈"两声。

话说1773年11月底，一个叫佛朗西斯·罗特克的商人驾驶着达特摩斯号运了一船茶叶来到波士顿，结果，赔了。

波士顿城里连闲逛的人都没有了，全让革命派煽动到港口，不许把茶叶卸下来。官方管不了这么多暴民，达特摩斯号只好停在海上。可是法律规定，到岸20天内必须把货物卸下并交税。罗特克坚持了几天后，决定认了，向总督赫特奇森请求把茶叶运回英国，这样就不会违法。总督不同意，要求必须把茶叶卸下。

如果卸，成千上万波士顿人可能会打死他。如果不卸茶叶返回英国，总督会按叛国罪起诉他，你们说罗特克怎么办？

其他地方没有这事，总督会让商人自行解决，卸不了就回英国，不要激化矛盾。偏偏赫特奇森执意要卸，因为东印度公司在波士顿的代理人是他的两个儿子。为了儿子们的生意，赫特奇森派人进行武装保护，城堡岛上的英军也把大炮对准这边，以警告任何企图捣乱的人，准备强行卸货。

罗特克知道官府还算讲理可是暴民难对付，赶紧把总督的决定通知革命派，希望对方体谅他的苦衷，别再为难他了。革命要的是行动，革命派穿上印第安人的衣服，在无数人的喝彩中强行上船，把茶叶倒海里去了。

打赢法印战争后，波士顿周围早就没有印第安人了，而且众目睽睽之下，他们也没打算真装成印第安人。这一下矛盾彻底激化，连北美的多数人也觉得波士顿人做得太过分，费城几位商人愿意出钱赔偿罗特克的损失，富兰克林尽量劝说英国政府不要跟一小撮不识大体的人一般见识。但英国民众的情绪被煽动起来，强烈要求政府在北美严格执法。帝国政府顺应民意，增兵北美，武力维持秩序。独立进入倒计时。

这样一来，喝茶还是不喝茶就是革命与反革命的区别开了。北美人纷纷不喝茶，可是改喝水也不是事，就这样咖啡出场，很快在美国占据了饮料的绝对优势地位。也正因为咖啡是作为茶的替代物出场的，美国人喝咖啡的方法和欧洲人不同，这种不同正是能够体现咖啡的健康效果的一个关键，因此咖啡与茶对决的第一点是怎么喝。

历史就讲到这里，下面该科普了。

在欧洲，咖啡喝得特有文化底蕴。一小杯拿铁，又香又浓，红男绿女，款款地坐在街头巷尾饮咖啡。

在美国，咖啡通常喝得比较粗犷，无论男女，手持一大杯咖啡，边走边喝，一副把贵族范糟蹋到底的架势。

这就是传统，美国人喝咖啡是按喝茶的办法来喝，在欧洲人眼里就是饮牛。双方谈起喝咖啡来，虽然都用杯，但此杯非彼杯。美国一杯咖啡的量不仅高于欧洲一杯咖啡的量，而且里面咖啡成分的含量更高。那些显示咖啡健康效果的研究基本上是按美国人喝咖啡的习惯进行的，目前看来要每天喝 4 杯才能见效，也就是将近 1L 咖啡。

法国最近的咖啡与茶的对比研究的问题之一就在这里，按欧洲人的标准喝 4 杯咖啡，里面所含的咖啡成分能相当于美国人喝两杯就不错了。

喝咖啡的相关研究的一个难题是大多数人喝咖啡的时候不仅仅只喝咖啡，会往里面加糖、奶、咖啡伴侣，这些东西都含有热量，喝得越多，摄入的热量就多，尤其是添加的糖，往往会超出一天的推荐量，这是很不健康的饮食方式，会抵消咖啡的健康效果。欧洲人喝咖啡所添加的东西要比美国人更多。

这是法国那项研究的问题之二，无法排除这个因素，在这个基础上比较茶与咖啡，对咖啡是不公道的。

这并不是说喝茶没有这个问题。喝茶只放茶叶，这是中国人的习惯，我的一位印度同事就往里面玩儿命加奶。然而茶叶和咖啡粉相比，质量很难控制，最大的问题是农药。

咖啡树通常用不着喷洒农药，因为咖啡因具备抗虫功能；而且咖啡豆是被外皮、果肉、内果皮、银皮包裹着的植物种子，要经过水洗或烘干等方法去掉各种果肉、果皮，即便喷洒了农药，基本上也不会残留在咖啡豆上。但茶叶就不然，茶叶上的农药残留非常严重，中国又是茶叶出口国中茶叶农药超标最高的国家。外国也不安全，加拿大茶叶的检测结果表明，一半受检茶叶的农药残留超过加拿大的允许标准，受测试的 10 个品牌茶叶中，有 8 个含有多种化学物质，其中一款茶叶含有多达 22 种农药残留。除了农药之外，因为搞旅游，茶叶种植区汽车尾气污染也很严重。

因此，喝茶的问题在于难以避免污染，第一泡扔掉并不能完全起到作用。

药物临床试验要先考虑安全性，喝咖啡或茶也一样，先不要想能不能获得健康效果，先要考虑的是别喝出毛病。喝咖啡，如果只喝热量为零的黑咖啡的话，是不会有其他不良影响的。喝茶，就无法做到这一点。因此，从安全性的角度，应该喝咖啡。

黑咖啡每天喝 2~4 杯，听起来比较恐怖，但坚持下去就习惯了。虎老师就是这样坚持成了习惯。平时在公司喝、周末在家里喝，出外怎么办？麦当劳有卖呀，不论大小，一美元一杯。

不管咖啡健康还是不健康，都有很多人离不开咖啡，也有不少人一滴咖啡都不沾，仅仅用咖啡因成瘾性做解释似乎有些太简单。

信息时代，什么东西都往基因上靠。身高主要受基因影响，寿命也是基因决定，同性恋、异性恋凭的是基因，所以咖啡研究也来凑基因的热闹。

哈佛公共卫生学院的研究人员从 28 项和咖啡有关的研究的数据库里找到 90 000 人的全基因组，进行分析，定单核苷酸多态性，这90 000 人全是欧洲人的后裔，然后又找到 30 000 名喝咖啡的欧洲人后裔和 8000 名喝咖啡的非洲人后裔做进一步研究。

他们发现两个基因 POR 和 ABCG2，这两个基因合成与咖啡因代谢有关的蛋白，这两个基因出现某种变异的人就爱喝咖啡。

另外两个基因 BDNF 和 SLC6A4 与咖啡因对大脑的兴奋效果有关，前者的一个变异会减少咖啡因对大脑的影响，后者的一个变异会使人喝巨多的咖啡。

还有两个基因 GCKR 和 MLXIPL，前者的变异会影响大脑对咖啡因的反应，后者的作用还不清楚。

这样就从代谢和神经的角度解释了为什么人与人之间喝咖啡的习惯和量存在很大的区别。

上面说的是咖啡，茶呢？

茶里面也有咖啡因，所以应该是一样的，只不过茶里的咖啡因含量低，基因的作用不明显。

所以如果不喜欢喝咖啡的话，也没必要觉得太老土，因为很可能是你爸妈的责任。

但是，如果从来不喝咖啡的话，虎老师要传授给你们两个绝技。

第一个绝技的前提必须是懒人，最好是女的，从来不锻炼或者很少锻炼。

几年前的一项研究发现，不爱喝咖啡的懒女人去锻炼，练得狠点，浑身上下的肌肉都疼了吧？喝上两杯咖啡，可以缓解锻炼之后的肌肉疼痛，效果好于阿司匹林和布洛芬。

第二个绝技传女不传男。

也是几年前，有一项动物实验，研究人员给 108 只雌性小鼠中等量咖啡因。（瞧瞧人家外国科学家是怎么做研究的，连实验动物的数量都和梁山好汉的数量一样。）

这项实验发现雌性小鼠性冲动增强。

咖啡因难道是传说中的春药？

但是，注意，这些雌鼠从来没有接触过咖啡因。因此研究人员认为，在从来不喝咖啡或者很少喝咖啡的女性身上也许有效。我觉得还得加上不怎么喝茶、不怎么吃巧克力等含咖啡因的食物。

中等量是多少？喝两杯吧。

无效怎么办？喝 4 杯试试。

喝到这份儿上，性欲就算没有唤醒，今晚上肯定失眠了。

记着，试验、试验，差不多就成了，提高性欲还有其他办法。如果一口气狂喝 80~100 杯，有可能死于咖啡因中毒。

3. 孩子挑食，拿他怎么办？

孩子不爱吃东西，食物过敏是一种可能，但更大的可能只是挑食。挑食是全球范围内儿童的共同爱好，就拿美国来说，每天学校垃圾箱里被这帮挑食的孩子扔掉的食物足够喂饱全非洲了。

我儿子食欲很好，但上高中后就不花钱在学校食堂买饭了，因为人多，一排队就没时间和同学侃大山了，带饭吧，有时候没得带也无所谓。饿了怎么办？放心，饿不着。那群女孩子挑食呀，家长这叫一个操心，想方设法准备好午饭，女孩子们挑挑拣拣随便吃两口，就准备扔了，于是我儿子就吃了4年百家饭，4年呀，一分钱饭费都没花。上大学后包伙，吃不吃都交了钱了。寒假回来说，过两年不住宿舍了，出去住，起码吃饭不花钱，那么多女生不吃饭，用她们的餐券就是了。

儿子，爸爸真没白养你。

女孩子挑食，一个原因是为了减肥，减肥是时尚，大小女孩玩儿命少吃；另一个原因是吃素，吃素是小清新，玩的就是保护动物。要是赶上既减肥又吃素了，家长就麻烦了。我的一个朋友就有这种荣幸，一家人本来无肉不欢，突然有一位宣布从今天开始滴肉不沾，顿时不知道怎么做饭了，只好每顿饭熬个白菜，女儿高兴了，越吃越没食欲，正好有助减肥。

那哥们火速找虎老师取经，虎老师告诉他一、二、三……回家做去吧。晚了，孩子得厌食症了，还长了一嘴溃疡，看医生才知道吃纯素就该补充维生素。

从医院回到家，孩子他爸计上心来，把宝贝女儿叫到身边，语重心长道："你看呀，你哥上大学每年交那么多学费，你妹妹那么小，爸爸这么多年一直胃不舒服，你要是再病了，让爸爸怎么办？"

人心都是肉长的，姑娘听了这一席话，不减肥了。

这个故事告诉我们什么？交流。不是说都得这么一把鼻涕一把泪的，而是能以情动人就以情动人，不能动之以情就争取晓之以理。不保证成功，失败了最坏的后果就是孩子不吃饭，反正她本来就不吃饭。你不交流她不吃饭，你交流失败了她还是不吃饭，不吃饭加不吃饭等于什么？等于不吃饭。所以家长们在这件事情上属于"无产者"，失去的只有不吃饭而且他们本来就不吃饭。

顺口溜我绕晕了你们。

但是，这种交流限于长大懂事的孩子，一两岁的孩子挑食你跟他讲道理有什么用？刚才那一大堆不吃饭说的是本文第二个要点：坚持。这世上最难的就是坚持，因此不管有什么困难，最有可能成功的就是坚持。

孩子们对没有吃过的食物往往会产生抗拒，家长让他们吃，不吃，再让他们吃，还不吃，顶多再试一两回，家长就烦了，爱吃不吃，挑食就这样养成了。研究发现，孩子尝试一种新的食物，是因为他们的父母不断地劝他们吃，劝了多少次？10~15次。

光坚持是不够的，让孩子吃新的食物，要有策略，首先量要小，其次是和他们爱吃的食物放在一起，这样他们就有可能一起吃进去。

成功的例子当然有了，比如这封私信："虎老师，有个有意思的事想说一下。有一次我厌食，不爱吃东西，吃什么都觉得有点恶心，几口就咽不下去。我妈就用白胡椒捣碎和鸡蛋一起炒了，除了油什么都没放，早起空腹，我根本不信，为了哄她开心还是忍着吃了。第三天早上吃完，中饭和晚饭竟然有食欲了，莫名奇妙地好了。是不是挺神奇？"

不神奇，因为这位当时厌食的美女吃的不是白胡椒炒鸡蛋空腹吃的秘方，而是母亲的慈爱。

有一次串亲戚，进门以后那家的小男孩正哭得一把鼻涕一把眼泪的，虎老师是著名的喜欢小孩，赶紧抱起来："乖，不哭了，告诉叔叔，怎么回事？"

孩子止住哭声和鼻涕眼泪："我要干活。"

"干活好呀，但你还小，好多活你干不了，跟叔叔说，你要干什么活？"

"摘扁豆，他们不让我干……"又哭开了。

"多好的孩子从小就爱干活，就让他干吧。"

人家就这一个宝贝孙子，别说干活了，吃饭都快不用自己动手了。他奶奶说："这孩子就是看着好玩，他根本就不吃扁豆。"

"阿姨，您就让他干，今天扁豆多焖会儿。"

然后，虎叔叔就和小朋友一起摘扁豆，一边摘一边聊天："你看这个扁豆像什么呀？像月亮，弯弯的月亮。对，这个像什么？像一把宝剑。那是你摘大发了，浪费……"

吃饭的时候，那盘扁豆基本上都让他一个人吃了，外加其他东西，他爷爷奶奶高兴呀，宝贝孙子一直挑食，把全家人都快愁谢顶了。

为什么呢？参与。

孩子出生到这个世界上，太陌生了，这就是为什么生下来要喝母乳，除了营养之外，孩子会感到很安全，恨不得像郭德纲相声里说的于谦那样一直喝奶，上了学接着喝。任何食物对于孩子来说都是陌生的、需要了解的东西，让他们参与到食物的准备工作中来，就是一个熟悉的过程，他们了解了食物，就不会再抗拒了。小孩子如此，大一点的孩子也如此，尽管大孩子知道食物是怎么回事了，但他们在潜意识里依然存在着抗拒。

说到这里要夸一下我父母，虽然试了数不清的次数可是儿子就是不吃肉，但他们居然没有因为挫折而出什么问题，认真思考了一下，或许儿子是因为嘴巴或者嗓子比较特殊，接受不了成块的肉，那就不吃成块的。不成块也不能让他看到，就吃馅，吃饺子。先用很少的肉很多的菜，我不留神吃进去了，然后加量，加到一定程度，我就开始抗拒了："有肉，我不吃！"再减量，我知道底细了，又开始挑了，饺子皮打开，仔细看馅，太可疑了。

　　既然阴谋被揭穿，就改成阳谋："虎子，爸爸妈妈教你包饺子。"我愿意干，学雷锋做好事，下礼拜的作文就是我帮着爸爸妈妈包饺子，而且包完了还不吃因为我是红领巾。

　　包到一半，妈妈拿出几个五分硬币，洗干净，让我挨个包到饺子里。干什么？为了把牙硌坏？是谁吃到，钱就归谁！条件是每个饺子都得吃下去。五分钱在当年什么概念？北京郊区有个地方叫大白楼，那有位模范农民喊的口号是一分钱掰成两半儿花。还真有半分钱的东西，我们大院食堂早饭买酱豆腐半分钱半块，另外半分钱给你加点其他咸菜。五分钱可以买一根奶油冰棍，对于虎老师这种军队大院的孩子属于奢侈品，对于一些胡同里的孩子那就是过节了。

　　为了多吃几根奶油冰棍，虎老师抢着吃饺子，爹妈有意慢点吃，结果那几个钢镚除了我爸吃到一个，其他全归我了，从此觉得肉馅饺子挺不错的，就一直吃到今天。顺带着练成一手和饺子馅的绝活，被儿子的同学们评为天下最好吃的食物，那天儿子说了："爸，你死以前一定要把咱家的饺子做法教给我。"

　　唉，你就不能盼你爸点好，比如活到150岁？

　　奖励是一种解决挑食的好办法，但要讲究方式方法，尤其是不能用甜点、甜食、冰激凌作为奖励，否则孩子会更加喜欢甜食，迟早成胖子。

　　儿子不挑食，但也要参与，做饭的时候只要他在，就叫他帮忙。

越看越运气，左撇子，拿刀切菜怎么那么不成样呀？参与之后，人家还看不上我们这种水平了，网上看视频，到超市买来东西，铺开了自己练。

这样更好，不想做饭的时候喊一声："儿子，给爸爸妈妈露一手。"

上了大学，有所感触："爸爸，那些在中国的孩子怎么那么爱吃方便面呀？"

家长给他们养成的习惯呀。我们天生都爱吃甜的和咸的，也就是垃圾食品。顺着孩子这种口味，孩子当然不会挑食了，但后果可能比挑食还不好。

那天儿子打电话回来喜气洋洋地说露了一手，宿舍楼里一位女生病了，儿子给做了一锅疙瘩汤，患者和其他同学吃得眉飞色舞。

"儿子，这一碗疙瘩汤应该把她拿下了吧？"

"她是犹太人，我觉得犹太人太……"

大家等下文，犹太人怎么回事就不说了，民族要团结，说说怎么包饺子馅吧。虎老师说过，饮食习惯在于简单，做饺子馅不在于放多少种料，肉馅用油、水、酱油使劲地搅成肉糜，菜如果用白菜的话，用手切，不要用搅拌器打成干干的如木乃伊状，有水分才好吃。肉菜和好之后倒油，搅拌，这样油就把馅里面的水包住了。

这样的饺子做好了给挑食的孩子吃，您猜怎么着？他们该挑食接着挑食。

好吃不过饺子，舒服不过躺着，这是从大人的角度，孩子看食物的角度和大人是不同的。比如我儿子当时不爱吃饺子。想不通呀，这么好吃的东西这孩子为什么不爱吃呀？一个偶然的机会，学会了将饺子做成锅贴，本来是为了缅怀一下谈恋爱时在大栅栏吃锅贴的感觉，没想到儿子吃得很高兴，从此我家饺子不嫌麻烦地煮一锅煎一锅。

道理何在？煮好的饺子瘫在盘子里而且乱七八糟，煎出来的饺子站在盘子里而且井然有序，在孩子的眼中，觉得那一圈一圈整齐地站着的饺子好吃，那站没站相瘫没瘫相的饺子难吃。

前几天回答问题时，我建议做完菜，用个好看的盘子，把菜码放得艺术点，就是这个道理。网上看别人贴的聚餐照片，一桌一桌的食物咱大人看着真好吃，洋插队嘛，这么多年都练出来了。但如果从孩子的眼睛来看，一大盘一大盘黑乎乎满满地端上来，喂猪似的。

其次是色彩，都跟穿的衣服一样，深色。对了，有不是深色的，一说要吃绿色蔬菜，一桌子全是绿叶子，就没有其他颜色，多看几眼能联想到胆汁。色彩知道吗？水果也好蔬菜也罢都是五颜六色的。一提倡花青素不是黑豆就是黑米，难道要培养摇煤球的吗？

孩子们对食物的色彩比大人敏感，其实这正是人们对外部世界的感受，只不过我们年纪大了，更重视食物的味道和记忆。直到现在，每一次家里做的饭色彩鲜艳的话，儿子看到后总会赞扬一句。对于挑食的孩子，往往因此肯尝试一下，改变挑食正是从尝试开始。

几年前在家里办聚会，第二天朋友打电话来："我们家孩子问了，他们家什么时候再办聚会呀？"

因为他们家孩子跟着爸妈去了那么多家吃饭，就在我们家吃得香。其实也没什么，各种蔬菜凉拌、颜色鲜艳的蛋炒饭、有颜色又有形状的水果色拉。去别人家全是黑乎乎的一桌子大鱼大肉，孩子挑来挑去，勉强挑了几口就宁肯饿着。

还有一点，食物要做得软一点，让孩子尝试吃东西是为了让他们接受新的食物，而不是让他们练牙。如果吃起来费劲，孩子们很可能就放弃了。

最后一点，不要过度考虑吃起来的味道，把心思用在色彩、摆放和闻起来的味道上，这才是孩子们最在意的。

孩子挑食，责任很大程度在我们这些当父母的身上。

4. 燕窝

燕窝和海参被认为是女性养颜滋补上品。海参以前说过，早年是喂猪的。2014 年美国加州的一位华人在联邦法庭认罪，罪名是在没有许可证的情况下从墨西哥运 100 磅海参进美国，这是走私罪。以中国为首的亚洲地区海参需求量越来越高，墨西哥海参因此遭殃，以致该国宣布海参属于濒危动物，因此进入美国要有许可证。

海参在美国的价格每磅 50~100 美元，运到亚洲就变成 300 美元一磅。有人运吗？有。联邦检察官指控加州一位从事从中国向美国进口家具的华人在 2009 年到 2013 年间向中国非法出口价值 300 万美元的海产品，包括墨西哥海参、鲍鱼等。

再这么吃下去，世界上很多动物都会濒危了。

中国人不仅吃动物，还吃动物的口水，也就是燕窝。燕窝这东西是从明朝开吃的，据说是郑和先吃了，就这么传了下来。

包括燕窝在内的保健品研究，有几点经不起推敲。首先是拉大旗做虎皮，整个大理论比如自由基，然后从燕窝里找到某种抗氧化物，齐了。问题是自由基理论已经站不住脚了，你跟风的东西也全都站不住脚。其次是偷换概念，比如别人做了试验，证明某种抗氧化物有效，他这边从燕窝里找到另外一种抗氧化物，套上去说也有效，但这俩根本不是一个东西。之三是跳跃性思维，比如从燕窝里找到某种微量元素，也不管在燕窝里量多少，达到有效剂量得吃一个岛还是一个半岛的燕窝，就声称吃燕窝能达到那样的效果。最后是全凭想象，你说燕窝里这有效成分那有效成分，就请按做燕窝的方法做出来，做点试验去，临床不做，动物实验也成呀，你找到一个成分就革命成功算怎回事呀？

就上面这几点，有关燕窝的研究没一个靠谱的。

燕窝还有问题，一是有亚硝酸盐等有害成分，二是假货很多，比如所谓血燕，是用普通燕窝加燕子粪便沤出来的颜色。吃唾沫已经够贱的，还吃屎？

问燕窝的和吃燕窝的列位，高尚点，咱不吃唾沫了成吗？

5. 鱼胶

　　鱼胶又称花胶，中医认为鱼胶味甘性平，具有养血止血、补肾固精的功效，适合孕妇、老人以及气血两亏及贫血的人服用。这么说当然有人信，于是很多孕妇吃鱼胶吃到吐。

　　鱼胶的卖点之一是前一阵争议得很厉害的胶原蛋白，一说有皮肤抗衰老作用呀女人纷纷掏钱包。胶原蛋白是俺们哺乳动物体内最丰富的蛋白质，大约占人体蛋白质总量的25%。随着年龄增长，胶原蛋白开始降解、老化，皮肤就有了皱纹。因此根据很直观的逻辑就是往皮肤上抹胶原蛋白，因此护肤品里面大多有胶原蛋白，而且靠胶原蛋白圈钱。

　　效果？胶原蛋白无法穿透皮肤，抹在皮肤上没有用呀，目前有的研究表明某种多肽有可能刺激皮肤使之多产生胶原蛋白，这听起来也许有可能。

　　不能穿透皮肤，就帮它穿透，将胶原蛋白直接打进去，可以将皱纹填平，但过一段时间身体会将外来的胶原蛋白吸收，皱纹又出现了，多久？6周到6个月。怎么办？再花钱打，你的钱就是这么花掉的。

　　上面两条都不是长久之计，就这样吃胶原蛋白出现了。这是从日本开始的，别以为日本脱亚入欧了，差远了。当然近年来吃胶原蛋白在欧美也开始出现，这种事中国肯定不会落伍的，出现了诸多卖胶原蛋白的，以为穿个白大褂就是科学家了，其实就是个卖肉的。

　　管用吗？不管用！吃胶原蛋白和吃其他蛋白质一样，都会被降解为单个的氨基酸，没什么特别的，也不会加快伤口愈合。当然也没什么害处，关键是价钱，按肉和蛋的价吃吃也就算了，按金子银子的价吃就没有道理，鱼胶就是这种情况，贵得没有道理。

鱼胶的卖点之二是蛋白质含量高，据说为 84%，吃呀吃呀全是蛋白质。但是，鱼胶的蛋白质大部分是非必需氨基酸，这些氨基酸可以被身体自己合成，不一定非要从食物中摄取。鱼胶缺乏一些身体不能合成的必需氨基酸，因此营养价值不高。

有人说了，营养价值不高好呀，现在都在控制饮食，这不正好养生了吗？可以加快消化增加食欲，问题是为了低营养的东西几百块一斤甚至上万块一斤值吗？能达到这样效果甚至更好的食材有的是而且非常便宜，多吃点富含膳食纤维的食物就是了。

那些因为要补充营养而给孕妇吃鱼胶的看到这里该明白了，吃这东西不叫补充营养。

还有一个卖点是因为鱼胶来自鱼，因此含有 DHA 等，这东西鱼肉里也含有，关键是同时还含有污染，这是因为普遍存在的水源污染，尤其是孕妇不能吃太多的水产，以每周两次为宜。吃多了就有可能摄入过多的污染物，比如重金属污染，会影响孩子的智力。

有人说了我们家乡吃了多少年了所以是好东西。人类在远古的时候是很愚昧、很迷信的，文明的发展就是一个不断地排除愚昧、破除迷信的过程，给孕妇吃鱼胶就是一例。

鱼胶只是一种极其平常的食材，不是什么超级食物或者灵药。

6. 牛奶，喝多少最佳?

牛奶及其制品是人类传统食物之一，在几千年前就进入了人类的饮食结构，美国、印度、中国是全球牛奶产量的前三名，奶和奶制品已经成为人们不可缺少的食品。

目前对于牛奶的争议是在喝多少与是否管用上。

反对喝牛奶是近代以来才出现的，现在还经常收到私信，问是不是真的。我的回答很简单，这么伟大的发现依旧停留在小道消息的层次，肯定不可信。这些谣言往往打着科学的旗号，下次再看到牛奶不能喝的文章，直接删除就是了。

目前对于牛奶的争议是在喝多少与是否管用上。美国农业部的建议是每天喝2~3杯，也就是500~750毫升，尽可能喝脱脂或者低脂奶，认为奶是钙、钾和维生素 D 的主要来源，后者是添加进去的。

钙对于骨骼健康至关重要，维生素 D 又是钙吸收的关键，由于太阳晒得不够，导致维生素 D 缺乏比较普遍，因此在牛奶中添加维生素 D 可以促进钙吸收。钾也是吸收不足的营养成分之一，人们吸收太多的钠和太少的钾，使得高血压的比例越来越高。靠吃水果蔬菜也能补充钾，但那样的话就超过了现有推荐量，多数人连现有推荐水果蔬菜摄入量都无法达到，因此就不可能摄入足够的钾。根据上述理由，流行病学和营养方面的专家提出了2~3杯这个官方推荐。

但是这个官方推荐并没有在学界获得一致认可，以哈佛公共卫生学院为首的一批流行病学和营养专家对此表示反对，认为大方向错了。

反对意见之一是美国农业部推荐所说可减少发生骨折的风险，基

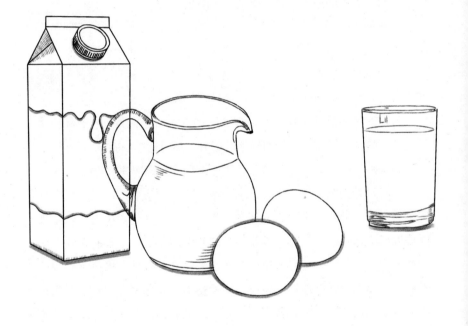

本上没有证据。正好相反的是，奶摄入量低的亚洲国家的骨折率反而低于美国。反对意见之二是美国农业部推荐的钾摄入量超过了预防高血压的钾摄入量，预防高血压的要点不是补钾，而是限钠。反对意见之三是牛奶的能量不低，即便是 2% 的低脂奶，3 杯的能量为 366 千卡，不利于控制体重。反对意见之四是临床和流行病学资料表明多喝奶与致死性前列腺癌有关，喝 3 杯以上会稍稍增加患卵巢癌的风险。

双方争论的要点不是喝不喝，而是喝多少，官方建议喝 2~3 杯，哈佛公共卫生学院建议 1~2 杯，这样折中一下，似乎应该喝 2 杯。

发表在《英国医学杂志》（*British Medical Journal*，BMJ）上的瑞典的一项长期跟踪研究为这场争论提供了非常有用的证据。

这些研究有 61 433 名 39~74 岁的女性和 45 339 名 45~79 岁的男性参加，对女性跟踪了 20 年，对男性跟踪了 11 年。

这期间女性组有 15 541 例死亡、17 252 例骨折（包括 4259 例髋部骨折），去掉其他影响因素后，发现每天喝 3 杯或者 3 杯以上者死亡风险是每天喝少于 1 杯者的 1.93 倍，每一杯牛奶增加死亡风险 15%，骨折的风险同样随着牛奶摄入量上升。

结果一出，眼镜跌了一地。

对这个和预期完全相反的结果，研究人员认为是牛奶中的半乳糖造成的。半乳糖引起氧化应激和低度炎症，这种炎症会对死亡率和骨折产生影响，在动物实验中已经证实了这一点，给予实验动物半乳糖会加速死亡和导致骨折。

男性组则没有出现这种相关性，或许跟踪的时间还不够，或许是因为男女生理上的区别。但男性组也显示多喝奶的人出现氧化应激和低度炎症。

如果吃奶制品比如奶酪和酸奶的话，由于没有半乳糖或者含量很低，结果正好相反，和之前预期的相符，吃得越多越好，每一份会降低妇女死亡率和骨折率 10%~15%。

　　这个大型跟踪研究基本上支持哈佛公共卫生学院的看法，尤其是女性，奶应该喝，每天的量在 250~500 毫升之间，尽量多吃酸奶和奶酪。

7. 玛卡，印加伟哥还是秘鲁萝卜？

近年来，超级食物火了起来，玛卡就是其一，秘鲁政府为此先指控美国公司非法申报专利，后指控中国公司非法从秘鲁出口玛卡和生物掠夺。

上一次秘鲁官方这么干是因为金鸡纳树种子。奎宁是治疗疟疾的特效药，其原料金鸡纳树树皮成为秘鲁的经济支柱，可是当地只扒皮不种树，金鸡纳树越来越少，人们担心有一天皮扒完了，就没有药物能治疟疾了。可是为了保护经济，秘鲁政府严禁金鸡纳树种子出口，经过许多周折，荷兰人在爪哇种植出了高产金鸡纳树，靠资源吃饭的秘鲁、玻利维亚傻眼了，具体内容在虎老师的《微战争》里面有详细介绍。

玛卡是又一个奎宁吗？网上搜索一下挺振奋，这东西比金鸡纳树皮强，既是食物也是药物，号称"天然伟哥""秘鲁人参"。也不用担心它会灭绝，因为这东西和萝卜是一家，早就能种植了。这么好，咱们赶紧偷出种子去。更不用担心了，在云南早就种植成功了。特大喜讯呀，从来都是外国人剽窃咱们的中药，终于轮到咱们剽窃南美人的草药了。

玛卡这东西好就好在它是一种食物，不像人参、冬虫夏草、阿胶那样只能药用，这么一种东西，有伟哥、人参之功效，还能当食物吃，太奇妙了。

真的吗？

人参之功效就不必说了，比萝卜强不了多少。伟哥则实实在在是有功效的呀，敢称"天然伟哥"，玛卡凭的是什么？

靠历史。就如同支持中医的人的逻辑，历史悠久肯定有效。玛卡既作为食物又作为药物，已经起码有两千年历史了，安第斯山脉的印第安人几千年来就吃它，用它治病。既能让人兴奋、又能提高男女性能力，还能提高男女生育力，这东西是印加帝国贵族的秘密，后来被传入西班牙贵族圈里，一直到1960年之后才被世人所知。

传奇呀玛卡！编吧你们就编吧，而且编这东西的人根本就不读书，要是虎老师编，故事比这活灵活现多了：你们知道每一位印加王有多少子女吗？生得最少的一位有200多位，这么能生靠的是什么呀？

靠的是基因，人家是兄妹结婚，嫡长子娶所有的姐妹，这叫肥水不留外人田，当然也可以娶其他人，但继承人必须是和同父同母的王后所生。生不出来怎么办？这种事印加帝国传了12代，就没有发生过，每一代国王和王后都有儿有女。这是人类历史上一次最纯正的遗传学试验，历代印加王不仅无一残缺而且皆雄才，但是到了第11代有了私心，想把王位传给和外邦公主生的儿子，可又不敢公开破坏祖宗规矩，就把征北大军留给了这个儿子。此刻欧洲殖民者已将天花带进新大陆，一场大流行，包括印加王在内的印加贵族死了一半，然后打起内战，又死了另一半，印加帝国就这样灭了，西班牙人只不过捡了一个便宜。

这才叫倾国倾城。

说玛卡是印加贵族的秘密纯粹胡扯，印加帝国的秘密是古柯叶，全由国王掌握，贵族最大的荣耀就是国王亲赐古柯叶。干吗？咀嚼。1860年从中提炼出可卡因。人家有毒品不嗑，天天吃萝卜？

还什么西班牙王室的秘密？耶稣会靠奎宁赚了多少钱，要是有这种天然伟哥，他们能放过？欧洲贵族缺的就是壮阳。

玛卡是高原植物，一直没有受到重视，不是因为秘密被保住了，而是没人看上眼。安第斯山脉是土豆的发源地，这东西是主粮，养活人的，玛卡是当菜吃的，同时还喂牲畜。之所以突然火了，就是因为不知道什么人编了这么个天然伟哥的传说，说秘鲁人都靠玛卡来提高性功能和生育力，先是日本人，然后是美国人，最后轮到中国人，终于火起来了，火得连很多秘鲁人都莫名其妙，这破萝卜有什么好呀？

玛卡是有科研背书的，2001年开始，陆续有玛卡提取液在试验动物身上增加性功能的报道，动物实验中生育率的结果则不一致。这些动物实验成了玛卡是天然伟哥的证据，动物实验只能参考，而在人体试验中没发现玛卡能增加体内雄性激素水平。

秘鲁科学家在2002年进行了一项12周的小型随机双盲试验，证明玛卡能提高性欲，但这和伟哥还有差距，性欲是参试者自己说的，也许是问卷者诱导出来的，即便有性欲却不举还是没用。同年，这组科学家的另外一项人体试验发现吃了4个月玛卡后精子数量和功能得到改善，可是这项试验居然没有对照组，而且规模依旧很小。

另外两项人体试验则发现和安慰剂组没什么差别。其他方面的研究或者无效或者证据很微弱。

玛卡作为食物，安全系数高一些，但这东西不好吃，初次吃的人大多不接受其味道。服用玛卡粉的安全性还不很清楚，有些副作用的报道未必是玛卡粉的问题，很可能是为了达到壮阳的效果，里面掺了其他药物。

最后一句话：玛卡＝秘鲁萝卜，就值萝卜价。

8. 热水烫洗餐具能消毒吗？

回国期间，特别是在香港，发现人们都有一个习惯，出于对餐馆餐具卫生消毒的不信任，使用之前将筷子、勺子等餐具在热水或茶水里泡一下，觉得这样才算干净。

这种常见的热水浸泡能够达到人们预期的消毒目的吗？

【高温能消毒？】

消毒是为了避免病从口入，很多传染病是通过吃东西而传染上的，细菌和病毒是传染病的病原的科学知识也已经深入人心，因此热水消毒是为了杀死餐具上的细菌和病毒。

热确实能杀死细菌和病毒，用热为手段达到杀死微生物的目的的方法叫做高温消毒，这是微生物大师路易·巴斯德发明的。巴斯德在研究葡萄酒变酸时发现罪魁祸首是葡萄酒中的微生物，用高温杀死这些微生物后，葡萄酒可以长期保存。这种消毒方法被称为巴氏消毒法，至今还用在牛奶等食物的消毒上。

但是，如果想达到杀死微生物的目的，对加热的温度是有要求的。各种微生物对温度的耐受能力不同，以肝炎病毒为例，甲肝病毒在 85 摄氏度的情况下 1 分钟就能灭活，而乙肝病毒要在 100 摄氏度的热水中煮数分钟才能被灭活。因此，如果想杀死餐具上的微生物，要用刚刚烧开的开水，而且要在这一温度上维持几分钟。无论是服务员端上来的热水还是茶水，都不能满足这一要求，这种食客常用的消毒方式虽然能够杀死一些微生物，但不能达到我们所期待的卫生消毒目标，所起到更多的是心理安慰效果。

有些餐馆的餐具经过比较严格的高温消毒，是不是这样的餐具就能放心地使用了？

吃自助餐时，每道食物前都放置用来拿食物的叉子、勺子等餐具，对这些餐具的研究发现上面有很多细菌和病毒，这些餐具使用之前都被严格地消毒过，上面的细菌和病毒是通过顾客的手上传来的，当人们用这些餐具拿食物时，手上就会沾上细菌和病毒，如果再用手拿食物或者用手摸口、眼、鼻等部位的话，细菌和病毒就会进入体内。餐馆里消过毒的筷子、勺子、盘子等餐具也会被污染，途径包括服务员的手、其他顾客的手和我们自己的手。因此洗手是避免细菌和病毒通过餐具和食物传播的关键，饭前便后要洗手，就餐中如果手接触了不洁表面的话，在用手拿食物之前也要洗手。

洗手的时候很多人用热水，认为比冷水效果更好。在这些人的印象中，热水可以杀死手上的细菌和病毒，这个印象是错误的，因为洗手的热水只有 40~55 摄氏度，如果用能够杀死病毒和细菌的开水洗手的话，手会被烫伤的。

尽管热水不能杀死病毒和细菌，但专家和美国 FDA 一度认为热水洗手比冷水洗手好，前提是在使用了肥皂的情况下，因为热水加上肥皂可以洗掉手上的油脂，这些油脂是细菌孳生的温床。

但是，2005 年的一项研究否定了这一说法。在使用肥皂洗手的试验中，研究人员发现水温对减少手上细菌的存在没有影响，热水洗手的唯一效果只是让人舒服。之后的几项研究证实了这一点，热水洗手不仅不比冷水洗手有效，而且还会洗掉皮肤的保护层，增加细菌感染的机会。

研究发现，人们在洗手时，64% 的时候是用热水洗手，如果把所有的次数加起来，例如美国每年会达到 8 千亿次，所造成的环境污染相当于 125 万辆汽车的排放量，冷水洗手是对环境的保护。洗手的关键在于要经常洗、用肥皂和洗手液、反复揉搓以及持续一定的时间，而不在于水的温度。

【家用餐具的清洗和消毒】

餐馆的餐具怎样消毒，我们很难掌握，自家餐具的消毒是我们可以控制的，也是很值得重视的方面。不管有几口人，只要有食物存在，餐具就有可能沾上细菌和病毒，就要清洗。清洗餐具不仅仅是为了洗去上面残留的食物，更重要的是消毒。

清洗餐具的方法有手洗和洗碗机两种，随着生活水平的提高，洗碗机开始进入家庭，但中国人包括定居在海外的中国人很少用洗碗机。和手洗相比，洗碗机有无可比拟的优势，因为它有一个高温消毒的过程，能够杀死餐具上的微生物，尤其是没有及时洗、上面已经孳生了大量微生物的餐具。它还有一个干燥的过程，洗完的餐具是干的。细菌和病毒喜欢在相对潮湿的环境中生长，如果洗完的餐具是湿的，放在碗橱内，有可能孳生细菌和病毒，因此要干了以后放进去。

如果没有洗碗机，或者餐具不多，手洗餐具则要注意几点。热水同样不比冷水有效，首先要注意的是洗碗用的海绵，1997 年一项对美国家庭使用的洗碗用海绵的研究发现其中 33% 有细菌孳生，用这样的海绵会适得其反，洗碗用海绵要经常消毒，定期更换。在影视作品中常会看到外国人手洗完餐具后，会用一块布擦干，这是另外一个污染的途径，因为这块布也会有病毒和细菌孳生，正确的做法是把餐具晾干。

含有抗菌成分的洗碗液能起到的作用很小，因为抗菌成分要达到杀死细菌的目的的话，应该在餐具上多停留一段时间，而不是匆匆地冲掉，手洗消毒更多依赖擦拭、水冲等物理方法。

洗手也一样，更多地依靠物理方法，而不是洗手液本身，那些含有抗菌成分的洗手液不仅没有用，而且因为长期使用低剂量抗生素，会增加变异出抗生素耐药菌的机会。因此不要使用含有抗生素的洗手液，水冲的时间久一些就是了。

【外出就餐，担心餐具卫生怎么破？】

回到餐具消毒上，不用热水，对餐具的卫生情况不放心怎么办？

办法之一是自备餐具，起码在店家不提供一次性餐具的清洗下自备筷子。之二是准备酒精消毒棉纸，当对餐具不放心时，用酒精棉纸把餐具擦一遍，以达到较满意的消毒效果。

9. 大米含砷的问题有多严重?

　　美国《消费者报告》一篇关于大米含砷的报道在媒体和网络上都引起不小的轰动，大米是中国人重要的主粮之一，因此这个报道牵动了很多中国人的心。各路专家纷纷表态，有的认为来了一只恶狼，有的认为吃了几十年没事，不要管。

　　这篇报道究竟是鸡毛还是令箭?

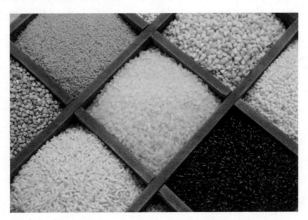

　　《消费者报告》是一份月刊式杂志，不接受广告和赞助，独立对产品和食品进行检测，由于没有利益冲突，其结果还是相当可信的。关于大米中含砷的检测报道先刊登在其网站上，然后发表在正式期刊上。

　　但是，《消费者报告》针对的是美国市场，而且并不代表官方立场。目前对于大米中砷的含量，美国 FDA 还没有制定标准，《消费者报告》也希望通过这项检验报告促进 FDA 制定相关的标准。因此，这份报告只是一间独立检测机构的检测结果，并不代表美国官方和科学界的态度。

砷这东西挺吓人，俗名更吓人：砒霜。一下子就联想起武大郎先生的悲惨结局了。但是《水浒》中又交代了，武大并非死于砒霜中毒，而是让潘金莲用枕头闷死的。这就道出了砷中毒需要很大的剂量。现在畏砷如虎，在抗生素出现之前，砷曾作为抗菌的药物被大量使用，从18世纪一直用到20世纪。可惜潘金莲女士生不逢时，否则完全可以声称是为丈夫治病。

砷在饮水和食物中普遍存在，剂量很低，这种低剂量砷对健康的影响以及和疾病的关系还没有最后定论，砷和一些肿瘤的发生有相关性，还有一些慢性病的相关研究报道，试验结果基本上来自试验动物，需要进行长期研究，根据现有结果，值得警惕，应尽量避免砷的摄入。

《消费者报告》的大米含砷报告是很有针对性的，之前通过对苹果汁含砷的有关报道，促使FDA设立了相关标准。大米含砷的有关报道两年前就出现了，所针对的是美国人吃米的两个特点。其一是不洗米，这是因为精米经过处理，富含维生素和矿物质的外壳被去掉了，作为营养干预的手段，几种维生素和矿物质被人工添加回去，如果洗米的话，就被洗掉了，失去了添加的意义；另外，洗米是因为农药污染，美国的米农药污染极少，因此没有必要洗米。二是近年来提倡吃没有经过精加工的糙米，以摄取米壳中的膳食纤维、维生素和矿物质，而砷主要存在于壳中。

对于美国人来说，这份报告又是一个媒体喜欢的耸人听闻的报告，过几天就会毫无声息。主要原因是大米不是美国人主粮的主要成分，美国人以吃面粉为主，各种作物中只有大米由于种植方法的原因含砷量高，其他作物要好得多，天天吃面包的大多数美国人用不着操这份心。

即便是吃米，也有办法避免。一是看产地，含砷高的米来自美国南部，原因是当年种棉花的时候狂用含砷的农药，导致土壤中砷含量高，产自加州的大米就没有这个问题。二是蒸米饭的时候多加水，这是《消费者报告》建议的，如果之前多洗几遍米的话，能去掉很大部分，当然就没有添加的好处了，但权衡利弊还是洗吧，维生素和矿物质可以通过其他途径补充。三是减少糙米的摄入量，一半糙米一半精米，反正糙米的膳食纤维和各种营养成分远不如全谷。四是尽量少买含有大米成分的食品。

从根本上避免从大米中摄取砷，可以采取少吃米的办法。我小时候因为父亲是北方人，不吃馒头就好像没有吃饭，母亲是南方人，吃馒头又无法下咽，因此家里米面都吃，加上那会儿米有限量，顿顿吃米也不可能，养成了吃米饭也成吃馒头也成的饮食习惯。后来不限量了，家里吃米的次数就多了。到美国以后，一开始主要吃米，因为蒸馒头太费劲，早餐则以面包为主。后来响应健康的要求，开始吃全谷面包、麦片之类的，这样一天三顿最多一顿吃米，到现在每周最多就吃三顿米饭，而且因为少吃，每顿也就一小碗米饭，米的摄入量很少，糙米粥每周会吃一顿两顿，是值得改进之处。

全谷面包是个好东西，虽然刚吃的时候感觉是喂马的，吃惯了以后会觉得很香，完全可以替代米饭成为主食。可惜目前中国市场上全谷产物极少，这是营养专家们要大力提倡和推动的。有了需求，自然会有产品。

砷的问题落实到中国，因为大米的消耗量大，应该注意砷的含量，但远没有上升到火烧眉毛的程度。预防砷污染也相对不难，一来中国有大米砷含量的标准，如果检测和监督得力的话，大米中砷含量不会太高；二来在中国吃米一定要洗，主要是对付农药污染，外加少吃营养成分高不了多少的黑米等所谓的健康米，就能够对付大米中砷的威胁。

饮食应该多样化，就拿主食来说，吃米也要吃面。从整体饮食结构来说，一要少吃，限制总热量摄入，二要多吃水果、蔬菜和富含膳食纤维的食物，这两点结合在一起，就不可能像困难时期那样一顿吃几碗米饭了。即便以大米为主食，如果想控制体重、保证其他食物摄入量的话，每顿至多一小碗米饭，里面的砷含量也是很有限的。

生活篇

1. 排毒

现代医学是一个整体，替代疗法尽管五花八门，但也有其相同之处，比如替代医学大多提倡排毒。

替代医学所提倡的排毒听起来很自然，饮食排毒、饮料排毒，针灸排毒等，也颇借助现代医学的理念，认为代谢废物等需要采用新陈代谢之外额外的手段而排出体外，这样才能够保证健康，这些排毒手段也颇受时尚者追捧，因为排毒是其次，瘦身为其主，在减肥成为潮流的今天，既排毒又减肥，何乐而不为？

现代医学界的主流态度是怎样的呢？非常简单明了：排毒既浪费时间也浪费金钱，各种所谓的排毒法没有任何科学证据支持！

人是高级生物，所谓高级，最起码的能把代谢的废物顺利排出去吧？认为需要额外排毒的，首先就没把自己当人。当然他们说这样会更健康，这是毫无证据的，没有任何临床和流行病学资料证明额外排毒者健康状况好，或者更长寿。

人体有自己的排毒系统，就是肝脏、肾脏和消化系统。不是还有皮肤吗？皮肤的排泄功能极其有限，充其量不到1%，其余99%的代谢废物和有毒物质都是经过肝脏、肾脏和消化系统处理，通过粪便和尿排出体外。

如果你相信排毒，那么就不要相信各种没谱儿的说法和做法，而是采取一切行动保护好你的肝脏、肾脏和消化系统。避免得各种肝炎，不要让酒精损害肝脏，也不要得脂肪肝。不要一有病就吃药，因为药物对肝脏和肾脏的损害很大，尤其是不明其毒性的某些药物。当然，如果需要治疗或者预防，该吃的药物还是要吃，这些药物指的是经过

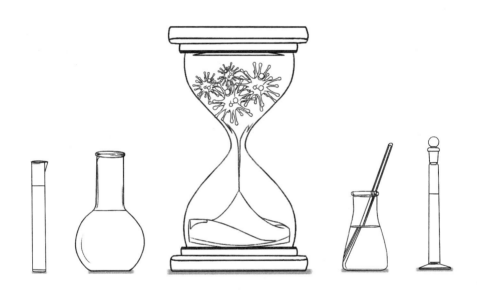

严格临床试验、确知其安全性和药效的现代医学药物。

排毒的流行还因为不少名人支持和提倡，一些好莱坞的明星和歌星身体力行，引起很多人效仿。这些明星除了代言之外，他们排毒是为了快速减肥，追求其短期的效应。

排毒所出现的减肥效应和其他快速减肥法的原理一样，是因为身体短时间内失去大量的水分，不是减肥而是减水，因为身体是个大水缸，成年人体重的 60% 是水分，所以减水是减少体重最快的办法。但是，身体不是那么好欺骗的，一周排毒也好三周排毒也罢，结束之后减下去的体重会很快长回来。这些排毒兼瘦身的方法其实就是想法让身体非正常地大量排水，这样可能健康吗？

果汁排毒或者其他类似的快速减肥法所干的，是让身体在缺乏能量供应的情况下，只能消耗作为能量储备的糖原，消耗糖原导致大量的水分被排出体内，这样一来体重减少，秤上的数字让人很激动，但这是虚假的繁荣。

由于低血糖，人会觉得无力、头疼、发抖，因为吃的纤维太少，导致便秘、脾气暴躁。一旦恢复正常饮食，丢掉的体重会很快长回来。

真正的减肥方法必须是长效的，而且着眼于多消耗脂肪，而不是肌肉、脂肪一起减少。肌肉能够消耗更多的热量，这就是锻炼的效果。让身体肌肉多起来，脂肪就会越来越少，虽然在体重上看不到一星期减好几斤的效果，但在形体上会有很好的效果，因此不要过于在乎体重，而要在乎腰围，衣带渐宽是最佳的效果。那些排毒饮食里面蛋白质含量极低，因此排毒过程中肌肉消耗严重，之后反而更难减肥。

还有一种盛行的排毒法是直肠排毒，就是仿效做肠镜之前清理肠道的办法，把直肠里的东西清理干净。这种排毒的理论是直肠壁上有经年累月积累的毒素，不排出去的话对健康非常不好，从过敏到癌症，都和直肠里的毒素有关。

办法一是吃各种让人泻的液体，一趟一趟地跑厕所，一直拉到拉出来的全是清水。二是灌肠，将水从肛门灌进直肠，冲干净。

直肠排毒和其他排毒方法一样，是把钱冲到马桶里的做法。人体完全有能力清理肠道，根本用不着额外地清理直肠。没有任何科学证据表明直肠排毒能把毒素清理出了体外，这种排毒理论中所谓的毒素都不知道说的是什么。

这种人造腹泻的办法很容易导致脱水、电解质失衡以及由此引起的各种症状，至于那些含草药的排毒液很可能导致肝中毒和再生障碍性贫血。灌肠则会导致腹部痉挛、腹疼、腹泻、恶心、呕吐，严重时会引起电解质失衡、穿孔、严重感染、肾脏问题和心力衰竭，是一种自残式行为。对于有肾脏和心脏问题的人，还有患各种消化道疾病的人、有严重痔疮的人，千万不可尝试。孕妇和哺乳期的女性想都不要想。

直肠排毒也能有立竿见影的减肥效果，这是因为脱水和把肠道里的粪便清理掉造成的，身体并没有失去任何脂肪，因此不是一个很好的减肥方法。

排毒对肠道菌群的影响还不清楚，肯定会有影响，但对于其后果还不清楚，不过这种违背身体正常功能的做法对肠道菌群的存在和功能肯定没好处。

还有一种叫淋巴排毒，按摩淋巴结来排毒。淋巴是免疫系统的，和排泄没有关系，按摩淋巴结的唯一好处是有可能早期发现淋巴癌。

很多饮食上的推荐爱挂着排毒两个字，但实际上无论从健康还是减肥的角度，不外是多吃水果蔬菜，注意补充水分，多吃膳食纤维，多吃全谷，限制热量摄入，适当保证蛋白质摄入量，长期坚持就会既健康又瘦身，和排毒不排毒毫无关系。

让排毒见鬼去吧。

2. 激光磨皮

人活一张脸，树活一层皮，这是一个看脸而不是要脸的社会，所以脸很重要，尤其是女人，因此就有不少折腾女人脸的东西，激光磨皮就是其一。

激光磨皮（laser skin resurfacing）是用激光照射皮肤，通过发热把皮肤一层一层地烧掉。那不就脸越来越薄了吗？不过不用担心，人类的皮肤是不断死而复生的，其周期为 27 天。啊？来月经似的，那还磨什么脸皮呀？等它长出新的来就是了。

如果真是这样的话，我们脸上就不会有瘢痕了。皮肤上的瘢痕是不会被自动修复的，为什么？进化。在遥远而漫长的过去，与天斗、与地斗、与野兽斗的远古人类经常受伤，如果等皮肤自动修复的话很可能失血或者感染而死，于是就出现了应急功能，受伤后皮肤火速让伤口愈合。皮肤真皮层的胶原蛋白处于一种无组织状态，形成了瘢痕。伤愈后皮肤试图重新修复，运气好的话瘢痕变软，但不可能完全消失。

此外，20 岁后人的皮肤每年少产生 1% 的胶原蛋白，导致皮肤越来越薄，也越来越没有弹性。加上日晒等因素，导致皮肤老化，出现皱纹。这是不可避免的。那么你可能会问，吃胶原蛋白有用吗？答案是没有。不管是来自猪皮、驴皮，还是合成出来的，都没用。真正用的办法是不吸烟、远离烟草和涂防晒霜。但永远防晒会导致维生素 D 合成不足，进而导致钙吸收不足，出现骨质疏松等毛病。唉，人生苦啊，少皱纹则多断骨。

那么，雾霾对皮肤有影响吗？有。空气污染会损害皮肤。再次感慨，连口罩都没有多少人用就奋勇地去跑马拉松，还在乎皮肤干吗？

真在乎的话，那就每天好好洗脸吧。

言归正传，激光磨皮是一种可以消除皱纹、瘢痕、色素沉着的技术，这种技术很安全，但是不适合每一个人，对于有些人来说，做完了甚至还不如不做。

那么，激光磨皮对于哪种人效果最好？答案是白人。几年前我去看我的越南裔皮肤科医生，问她，脸上这块色素沉着能不能给去除了？回答是保险公司不包，而且最好不做，因为我们黄种人做了之后，脸上会红一块，显得不协调。

不能用我这种长得黑的概括全体，你们大家如果不属于肤色黝黑，是可以磨皮的。实际上我脸上的一小块色素沉着当黑痣切了，现在看起来没什么不协调的。另外，最好是有弹性的非油性皮肤，没有微小损伤，也没有其他问题。如果在眼角、嘴角和前额有皱纹，有因为粉刺而引起的肿起的瘢痕，拉皮没什么效果的话，磨皮可能效果很好。

如果脸上正在长粉刺或者皮肤受伤后容易出现瘢痕，也不适合激光磨皮。此外，肤色深，有很多色素沉着的话也不适合，因为在磨皮过程中会因此吸收过量的能量而导致皮肤变色甚至起泡，当然可以使用铒激光（erbium lasers）以减少危险。

如果有唇疱疹病史的话，要告诉医生，因为激光磨皮会引起唇疱疹复发。可以在磨皮之前吃抗病毒药物。尽管激光磨皮是一种体外医学方法，但医生们把它看作是手术，因此不可掉以轻心，要去正规医院，找皮肤科医生或整容医生。脸，很重要。

激光磨皮不算便宜，在美国如果全脸磨皮的话至少要两千美金。

总之，激光磨皮是一项比较成熟的技术，安全性很有保障，能够让皮肤变得年轻和美丽，还可以消除皮肤癌的隐患。如果经济和时间上允许的话，可以考虑。经济上说的是钱，时间上说的是恢复，不同的方法恢复时间不同，从几天到两周，不能指望磨完了后就容光焕发。

还要注意的是，不要认为磨皮之后的效果和广告里一样，和任何一种美容手术或办法一样，激光磨皮也是有局限性的，只是改善，不是换脸。

激光磨皮的方式有两种。一是二氧化碳激光，可以收缩胶原纤维，对皱纹、瘢痕、痦子、胎记有效，还可以作为早期皮肤癌的治疗方法，恢复需要两周。另一种是铒激光，不能收缩胶原纤维，适用于深色皮肤者，也适用于只是少数皱纹者，恢复时间短，大约一周。

激光磨皮是门诊手术，如果只处理一部分区域的话，耗时 30~45 分钟，医生会使用局部麻醉。如果全脸的话，耗时两个小时，医生可能使用全麻。但是在中国，一说全麻都紧张，大夫怕出事，患者怕醒不过来。在美国全麻的一个好处是在你无知觉之下就做完了，比如磨皮，如果局麻的话你会享受到烤肉的感觉，虽然不觉得疼痛，也是很有心理刺激的。

经过激光处理，旧皮被烧没了，露出嫩嫩的新皮，医生会把处理的部位包上，24 小时后就可以按医生的要求洗脸，每天 4~5 次，并涂上凡士林等加以保护，特别是避免划伤，直到彻底愈合。

这么大的动静，脸肿是正常的，有的人看起来像被严重烧伤了，医生会开类固醇药以减少眼部周围的水肿，睡觉的时候多枕个枕头，术后 24 小时可以用冰袋冷敷，3 天内会觉得痒，5~7 天后就会变干、脱皮。在 2~3 个月内、甚至一年之内，脸上发红，可以抹无油化妆品，注意保持皮肤湿润。不要为脸白而过度兴奋，出外一定要抹 SPF30 以上、能防 UVA 和 UVB 的防晒霜，最好不要在上午 10 点到下午 2 点之间出门，出门时要戴帽子。

激光磨皮的并发症首先是激光引起的烧伤或其他损伤，其次是可能留下瘢痕，还有可能导致皮肤色素沉着变化，比如有的区域变深有的区域变浅，此外还会导致唇疱疹复发以及引起感染等。

根据皱纹、瘢痕和色素沉着的情况，医生会建议进行多次激光磨皮。对激光磨皮的效果不要太理想化，肯定比不磨好，愈合之后能看到立竿见影的效果，而且能够持续几年，但也不可能十分完美，毕竟要取决于皮肤本身的状况。就和整容一样，看那些照片，之前之后的效果确实很惊人，但之前全是素颜照，而且怎么难看怎么照，之后全是浓妆不说，有的还修过图。

3. 快速减肥危害大

肥胖是我们这个时代的流行病，肥胖人群的比例越来越高，以瘦为美则是这个时代的审美标准，很多人希望保持苗条的身材，这样一来减肥就成了时代潮流。

对于很多人甚至大部分人来说，都应该减去一些体重。减肥的道理很简单，无论是通过少吃还是锻炼，让身体消耗的能量大于吸收的能量就是了。例如每周减去 1 斤[①]，就要多消耗 3850 卡能量，平均到每一天，就要消耗 550 卡能量，相当于少吃一个麦当劳巨无霸，如果想通过锻炼来消耗，可以选择走步 154 分钟、跑步 63 分钟、游泳 46 分钟、骑自行车 84 分钟。记住，这说的是每一天，连续 7 天，就有可能减去 1 斤。

每周减去 1 斤的速度对于很多人来说太慢了，于是出现了很多快速减肥的办法。首先是挨饿，上面计算了，对于一般人来说，靠运动减 550 卡能量已经到了极限了，因此只有少吃。对于肥胖症患者，医生也会开限制饮食的处方以达到快速减肥的目的。过去半个多世纪，有不少快速减肥的方法问世，或者吃极低热量饮食，或者喝果汁或各种饮料排毒外加灌肠等。其次是靠减肥药，在美国，它们是以补充剂的方式存在的。这些减肥药或者声称阻断营养成分的吸收，或者声称提高代谢水平，或者声称能够燃烧脂肪。

快速减肥听起来很美，但有以下几个问题：

总的来说，去得快来得也快，快速减去的体重会很快地涨回来，只有缓慢减去的体重才有可能长期维持住。有过减肥经历的人都知道，

---

① 1 斤 =500 克。

减下去容易，维持住难。体重增加不是一朝一夕的事，体重减少同样也不是一朝一夕的事，体重增加主要是因为生活习惯造成的，必须改进生活习惯，而且要给身体时间去适应新的生活习惯，这样才能获得长期效果，否则只是短期的体重计上的变化而已，很快会恢复原状的。

人们减肥的目的是希望把身体储存的脂肪消耗掉。但人体消耗脂肪是有限度的，在某一个时间段消耗到一定程度就不再消耗了，这是人体的一种保护功能。这就是为什么缓慢减肥效果最好的原因。快速减肥很可能在体重上达到较好的目标，但实际减去的并非全是脂肪，其中很大部分是肌肉和水分，尤其是水分。

因为减肥药是按补充剂出售的，其安全性和效果得不到保证。从效果上看，这些快速减肥法中，只有极低热量饮食和减肥手术是真正有效的。减肥药如果想达到声称的效果，只能依托节食和锻炼，说起来还是节食和锻炼的功劳。

2009 年美国 FDA 曾对市场上 72 种减肥药进行了检查，发现其中大多含有非法添加的药物，会引起心脏病发作、癫痫、脑卒中等副作用。2004 年，FDA 对含有麻黄的减肥药下了禁令，因为会增加心脏病发作和脑卒中的危险。但现在还有很多减肥药非法添加麻黄，此外还有其他有害成分没有被检测出来。在这种情况下，靠减肥药减肥是一种非常不安全和有害的行为。

通过极低热量饮食可以在 12 周内减去 12%~25% 的体重，但这只是针对坚持下来的人，有 25%~50% 的人饿得坚持不下来。一旦停止这种饮食，体重很快就恢复了。

极低热量饮食要在医生的监督下进行，因为这种快速减肥有下面这些严重的副作用：

如果几个月内快速减肥的话，有 12%~25% 的人会出现胆结石，此外快速减肥和快速增肥的循环也会导致胆结石。

这是因为很多人在减肥时不仅吃得少，喝得也少。很多人本来就没有饮水的习惯，一直靠从食物中吸收水分，一旦限制饮食了，很快脱水。体重下降得很快，但这不是减肥而是脱水，严重的话会有生命危险。因此在减肥的时候一定要注意多喝水。

主要原因是没有摄入足够的蛋白质，因此在减肥的时候要注意补充蛋白质和多种维生素。

限制饮食会导致电解质失衡，严重的情况会出现死亡的后果，此外还会引起其他健康问题，比如疲倦、血糖高、肌肉痉挛、眩晕、心律失常、瘫痪等，出现这些症状要立即就医。可以通过吃多种维生素和矿物质的补充剂来预防电解质失衡。

除此之外，还会出现头痛、易怒、疲倦、头晕、月经失调、脱发、肌肉丢失等症状。

靠极低热量饮食尤其是不含蛋白质的饮食来减肥的危险会随着吃这种饮食的时间增加而增长，除非肥胖症者需要快速减肥，比如为减肥手术做准备，否则不要靠这种办法减肥，更不可自行用这种办法减肥。

欲速则不达，减肥是一个长期的过程，急不得。

4. 跑步过度有没有害处？

锻炼应该是日常生活的一部分，很多人尤其是年轻人喜欢跑步，特别是长跑。长跑可以锻炼双腿的肌肉，看起来又细又长，使得年轻女性钟爱长跑。

在锻炼上有一个值得注意到问题，过犹不及，在跑步上也一样。爱跑步的一跑就是一个小时以上，上瘾的就跑"半马"了。跑多长时间不是问题，问题在于跑多远。很多人觉得生命在于跑步，能跑多远就跑多远，但过度地跑步究竟对健康有没有害处？

当然有了，比如很多人由于没有相关知识，不注意热身和保护，常常导致膝盖受伤。这不仅仅是跑步，而且是锻炼普遍存在的问题，如果排除了这些因素呢？

跑步肯定有跑死的，比如公元前 490 年，某人一口气跑了 42 千米，到了地方大喊："我们胜利了。"然后，死了。原因是跑的距离太远了，加上他都 40 岁了。他这么一死，就有了马拉松。

前一阵广州马拉松比赛出现参赛者死亡的事件。这种跑马拉松当场跑死的几率是 1/20 万 ~1/10 万，确实不高。但对参赛者的研究发现，1/3 的马拉松参赛者在跑完后出现心脏压力的症状，比如肌钙蛋白水平升高、心室扩大，但这种心肌损伤是暂时性的，过一段时间会恢复过来。

在这种激烈运动的情况下，人心脏的供血能力提高了 5~7 倍。人的心脏的设计是能够应付这种快速供血的情况的，而且能够持续30~50 分钟，但会导致心室过度伸张、心肌纤维撕裂，锻炼引发的儿茶酚胺和促氧化自由基升高又导致炎症，使得心血管出现瘢痕和硬化。

对经常跑马拉松者的心血管系统检查证实了这一点。一项小型试验发现剧烈运动 30 分钟对心血管有益，但剧烈运动 60 分钟就变得有害了。

这些结果理所当然地受到跑步爱好者的质疑，最合理的质疑是跑步这东西和其他类似的流行病学调查一样，存在着许许多多的其他因素，很难一一排除。例如跑步者的体重指数（body mass index，BMI）不一样吧？胖人和瘦子在死亡率上应该有区别。还有其中也有抽烟的吧？也有高血压、糖尿病等，这些心脏病危险因素都会对统计结果产生影响。

这些质疑听起来似乎很有道理，但一辈子跑了 25 次马拉松或者每周跑 32 千米加上速度达 12 千米每小时的主儿不太可能是 BMI 超过 30 岁的胖子吧？有高血压的话也跑没了，大概就剩下其中极少人有烟瘾了。其他因素是存在的，但不会造成显著的影响。

还有一种说法，经常跑步的人难免有些疼痛，运动损伤、肌肉酸痛等，因此他们长期服用非类固醇抗炎药物来止痛，例如布洛芬等，这些药物的长期使用与心脏出现问题有关，因此是药物导致心血管损伤，并不是跑步本身引起的。

一项研究专门针对这些质疑，分析了 3800 多位平均年龄 46 岁的跑步者的情况，这些人中 70% 的人每周跑步距离超过 32 千米。

被调查者提交了药物使用情况，包括布洛芬等非类固醇抗炎药，和对心脏有保护作用的阿司匹林的使用情况，此外还调查了高血压、胆固醇、心脏病家族史、糖尿病和吸烟等心血管疾病危险因子的情况。

研究结果发现这些因素没有一项能够解释长距离跑步者寿命短的现象，就拿非类固醇抗炎药来说，他们发现实际情况正好相反，每周跑 32 千米以下者要比跑 32 千米以上者吃非类固醇抗炎药吃得多。除此之外，除了每周跑的距离之外，没有发现长距离跑步者有任何共性的东西。

有的专家认为原因很可能就是因为长距离跑步所造成的身体磨损和撕裂这么简单，就像车辆使用过度一样，长距离跑步导致身体磨损过度，这种过度的磨损对整体健康的害处超过了运动所带来的益处，因此过度跑步者寿命缩短。

对于长距离、高频率跑步是否有害还没有最后定论，但目前的资料表明这种跑步方式不如中低等距离和中低等频率跑步对身体有效，甚至可能对身体产生伤害。因此跑步要适量，尤其马拉松，跑一两回没问题，不能经常跑。尤其是当代中国，各地的空气污染都严重到不适合进行剧烈运动的程度，在雾霾天跑马拉松，会更加伤害健康，是一项不值得提倡的运动。但是由于商业利益，中国各大城市纷纷举办马拉松比赛，这是一种对参赛者的健康极端不负责任的行为。

跑步，尤其在室外跑步，是一种接近大自然的良好的运动方式。但在空气污染没有解决之前，是应该适可而止甚至尽量避免的运动方式，因为会吸收更多的污染成分。如果经常长距离跑步的话，就会害上加害，弊大于利。

5. 老年人该怎样锻炼?

有人询问:家里的老奶奶便秘,医生说是因为不活动造成的,可是老人家就不愿意动,怎么办?

办法医生其实已经说了,就是让老人家动起来。

人老了,不能觉得辛苦了一辈子,也该歇歇了。生命在于运动,不能倚老卖老不动。但是不少老年人平衡不好,稍稍不注意,很容易摔倒,一摔倒就可能骨折,也许从此瘫痪在床。如果去锻炼,不是非常不安全吗?

不少老年人确实平衡能力不好,但是这里有个因果关系。不是因为平衡不好而不能锻炼,而是因为不锻炼的原因而导致平衡不好。

在老年人锻炼的认识上有一些误区,上面就是其中之一。研究发现,锻炼不仅不会增加老年人摔倒的风险,反而能够降低老人摔倒的风险,增强老人的运动能力、灵活能力和平衡能力;锻炼能够增强防病能力,减少患各种慢性病的风险;还可以维持健康的体重,尤其是这一点,所谓千金难买老来瘦,锻炼胜过千金。

一些老年人认为自己年龄太老了,不能锻炼了,这是另外一个误区。在锻炼面前没有老这个字,任何岁数都可以锻炼。锻炼有很多种,有很多适合老年人的锻炼方式。

还有一种看法,认为锻炼不锻炼没什么关系,反正人一样会老。这同样是一个错误的认识,锻炼不仅让人感觉年轻,而且看起来也年轻。锻炼可以减少患各种老年疾病的风险,从这个角度能够减缓衰老,益寿延年。锻炼不能让人长生不老,但可以让人老得比不锻炼慢一些。

中国人崇尚养生,讲究各种滋补,因此很多老人喜静少动。这种生活方式使得老人渐渐失去生活自理的能力，增加了住院的机会，生活质量下降，寿命也会受到影响。

归根到底一句话：活到老，锻炼到老。

老了，应该怎样锻炼？

确实有的老人和年轻人一样锻炼，参加剧烈运动，如跑马拉松等，但这不是多数老人可以做到的，老年人锻炼要结合自身的情况，切忌好高骛远。

老人锻炼和年轻人锻炼不同，锻炼对老人的身体有上面所列举的益处，同时对老人的精神也有益。因为大多数传染病被不同程度地控制了，各种慢性病的预防和治疗水平逐渐提高，导致人均寿命大大提高，老年痴呆就成为老人们面临的严重健康威胁之一。目前对老年痴呆的原因还没有彻底搞明白，更没有有效的治疗方法，能做的就是预防，延缓甚至避免老年痴呆的到来。

老年痴呆的表现是认知功能出了问题，所以老年人锻炼的研究内容之一是看看是否能够改进认知功能。

2013 年的一项研究的参加者是 126 位 70 多岁的老年人，他们平常不锻炼，最近记忆和思维能力开始下降。参加者被随机分成 4 组，一组进行刺激大脑的电脑游戏加有氧锻炼，一组电脑游戏加伸展运动，一组观看教育内容的 DVD 加有氧运动，一组看 DVD 加伸展运动，最后一组是作为对照组的。锻炼频率为每次 1 小时，每周 3 天，一共12 周。

结果出乎研究人员意料，包括对照组在内，4 组的认知能力都有提高。之前的研究认为锻炼强度大的有氧运动和对脑部刺激大的智力活动比锻炼强度弱的伸展运动和对脑部刺激小的智力活动更能改善认知能力，这符合理论上的推断，但这一项研究发现认知能力的提高和锻炼强度、智力活动对脑部刺激强弱的关系不大，而在于做还是不做。

只要不是坐在那里，随便干点什么都能改善认知能力，提示动的生活方式可能起最主要的作用。

在此基础上，最近的一项研究侧重于研究连接大脑不同区域的脑白质。研究人员找来88位60~88岁的老人，进行问卷和脑部扫描，这样就有了直接的脑部活动证据。

这项研究发现无论温和运动还是剧烈运动，锻炼越多的人，脑白质病变就越少。证明是锻炼本身而不是锻炼强度在增进脑部健康上起主要作用。

这项研究还发现，从事轻度的体力活动比如做家务和整理花园，会促进与记忆和语言相关的颞叶结构脉冲。从事这类活动越多，颞叶结构脉冲越多，也就是说认知功能越能得到改善。相反，久坐者连接与学习和记忆有关的海马区的脑白质的结构脉冲就会减弱，也就是说认知功能有所下降。

根据这两项研究的结果，老年人最适合的锻炼是低强度的体力活动，而且要让自己处于经常活动的状态，从改变生活方式入手，避免久坐，坚持下来，不仅身体能够保持在比较健康的状态，也能够预防或者减缓老年痴呆的到来。

6. 睡眠

睡眠对于健康至关重要，睡眠不足会引起肥胖症、心脏病、糖尿病、头痛、抑郁症等问题，还会导致过早死亡。从电视普及开始，到网络兴起，人们的睡眠越来越短，上床的时间也越来越晚。比如虎老师的文章推送的时间是半夜零点，那些第一时间读到推送文章的都是晚睡的夜猫子，其中很多人早上要起来上班的，睡眠时间肯定达不到7~8 小时。

有一个良好的睡眠，是健康生活的一个关键的环节，所以一直有人提醒虎老师要早点睡，不要天天半夜推送文章。这些好心的人们不知道虎老师过的是美国东部时间，11 点或者 12 点推送还是大白天呀。

不睡、熬夜是很不好的事情，但睡眠对健康的影响是一个长期的过程。虎老师有时候也因故熬夜，也有可能没睡好，第二天补一觉或者睡好了就没问题了，关键在于睡眠习惯，要有一个良好的睡眠习惯，不要因为长期睡眠习惯不好而导致睡眠障碍。

在睡眠习惯上，是睡眠长短重要、还是入睡时间重要？或者两者都重要？又或者两者都不重要？让我们看看研究结果。

2013 年美国进行了一项关于睡眠的调查，发现人们认为每天需要7 小时 13 分钟睡眠，实际平时睡了 6 小时 31 分钟，周末睡了 7 小时31 分钟。69% 的人平日睡得比他们认为所需的时间少。

60% 的成年人愿意和自己的伴侣同睡，1/5 的人和宠物一起睡；1/3 的人枕着一个枕头，41% 的人枕着两个枕头，14% 的人需要 4 个枕头或更多；79% 的人穿睡衣睡，12% 的人裸睡。

过去十几年来，有关睡眠长度的临床研究颇为一致性地认为 7 小

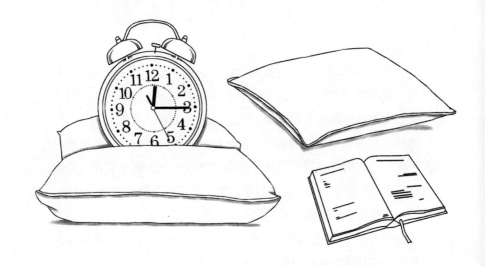

时睡眠最佳。2002 年加州大学圣地亚哥分校花 6 年时间追踪 110 万人，发现睡眠 6.5~7.4 小时组死亡率最低，这项研究排除了 32 种健康因素，包括药物。2011 年发表的一项针对老年妇女的长期跟踪研究的结果，发现每天睡眠少于 5 小时或者多于 6.5 小时者死亡率略高。

上面列举的只是诸多相关研究中的两项，比较睡得少与睡得多，睡得少的人患心脏病的风险更高，特别是 60 岁以下、每天睡 5 小时或者更少的人。

大家自我检查一下，是不是属于这类人？

这是美国西维吉尼亚大学的研究，对超过 3 万多人的数据进行了分析，考虑到各种因素的影响后得出的结论。

近期的研究还发现，哪怕每天少睡 20 分钟，积少成多，也会对健康产生严重的影响。

少睡不好，但睡眠长短在很大程度上取决于一个人的基因，加上文化等因素，而且根据现有的研究资料，7 小时只是一个中位值，少到 5 小时或者更少才会对健康有严重的影响。所以结论是睡眠时间不要少于 5 小时，能睡到 7 小时最好。

对于少睡的危害没有太多的疑问，近年来发现睡多了也不好，这个结论就值得推敲了。比如每天睡 9 小时以上，肥胖症、心脏病等风险增高，但究竟是因为睡得多导致这些疾病，还是本身有其他危险因素，使得他们不得不睡得多？

另外睡眠长短多是靠自报家门，和实际睡眠时间并不一定一致。有些人在床上的时间很长，但不是一直在睡，有睡不着的、有半夜醒了的，比如胖人的睡眠质量就很不好，他们又爱赖在床上，还有做爱的时间，遇上体力好的就不知道怎么计算了。

总的来说，绝大多数人睡得不够，要抓紧时间睡觉，网上的热闹少关注点没什么大不了的，但是虎老师的文章可不能落下，只是没必要半夜看，又不会删除。

晚睡已经是当代生活的一个组成部分了，每天能够按时上床并很快入睡的，起码在城镇居民中应该占少数。说到这里，就出现一个问题，按时上床的时间是什么时间？

十点？

对某些人是正确的上床时间，对某些人则不然。

上文说了，7小时睡眠最佳，加上入睡的时间和上卫生间的工夫，如果不翻云覆雨的话，在床上的时间在7.5~8小时，除非不用上班，睡得够不够在于何时起床。

文明发展到今天，可以说是没有夜晚的。如果你不想睡觉，可以看电视、上网，比如上微博和地球另一边的人聊天或者打嘴仗，海内存知己也好，虽远必喷之也罢，夜幕之下女神、屌丝都不会寂寞的。

但是和人类存在的历史相比，现代文明的时间是微不足道的，短到还不能改变人类的进化。我们虽然生活在灯红酒绿的现代社会，但我们身体的功能依旧是远古时候进化出来的，因此产生了很多拧巴，睡眠就是很突出的一项。

人类睡眠习惯的进化是为了在远古时代更好地生存，人需要睡眠，尤其是深度睡眠，但也不能因为熟睡而被野兽吃了，因此要在熟睡与警觉之间寻找平衡，这样就进化出90分钟周期，或者是非快速眼动睡眠（non-rapid eye movement，NREM），或者是快速眼动睡眠（rapid eye movement，REM），前者是深度睡眠，后者是浅度睡眠，两者交替出现。

但是这两者并非一前一后地出现，而是在夜晚不同的时间出现的频率不同，前半夜以NREM为主，后半夜以REM为主，无论什么时候上床入睡，这个规律是不变的，这是因为前半夜野兽们也歇了，人类就可以放心地熟睡，后半夜天要亮了，早起的野兽就成了威胁，人类就不得不睡得轻一点，一旦有异常能够马上醒来。

因此早睡总是好的，晚睡的话如果很晚，比如到了凌晨 3 点了，就会以 REM 睡眠为主，睡眠的质量就不好，夜猫子、长期上夜班的人的睡眠质量就不如正常入睡者好，也因此出现一些健康问题。

但是，不是所有的人都能早睡的。有的人 8 点上床闭眼就着，有的人如果 8 点上床的话，睁着眼两三小时也不困。前者要早睡，后者可以晚一点，这是人与人生物节律的区别。晚最好不要晚过子夜，也就是说入睡时间在 8 点到 12 点之间都算按时入睡。

丹麦进行过一项心率的研究，哥本哈根的 600 名男子和 530 名女子参加了这项研究，年龄在 55~75 岁，均无心脏病，平均追踪了 76 个月，在凌晨 2 点到 2 点 15 分之间测量夜间心率。结果表明此时心率增加会增加死亡率及心血管发病率，在排除其他因素后，夜间心率成为唯一的影响因素。因此不要入睡得过晚，一来增加深度睡眠的时间，二来保证在关键时间段心率慢。

很多人吃完晚饭后不能很快入睡，原因一是生活习惯问题，晚饭吃得太多太晚，因此要早点吃晚饭，并且不要吃得太撑；二是生理因素，人在两个时间段最警觉，一是早晨，二是傍晚，因此早自习晚自习的效果都不错，这是因为这两个时间段是动物活动最活跃的时间段，远古人类在这段期间要时刻保持警惕，一有异常上树的上树、跑路的跑路、抄家伙的抄家伙。什么时候最不警觉？除了前半夜就是午饭后，因为非洲那气候，这时候动物都懒得动，所以午饭后打盹是有生物学基础的。

因此，早也好晚也罢，半夜之前都闭上眼吧。

不少人问夜班是否对健康有害，其中好几位护士。唉，痛苦的工作环境，如今的护士，不被打就算幸福了，值夜班是否对健康有害更无足轻重了。

不仅值夜班，还有轮班，即不是早九晚五上班。有些是因为职业的原因，有些是因为经济的原因，多打一份工。虎老师数了一数，这些年加班也好、打两份工干私活也罢，影响了多少正常睡眠。没办法呀，这礼拜就得有 4 个晚上 10 点到 12 点加班或者更晚。

这种轮班包括夜班对健康的影响貌似来自生活习惯，轮班使得睡眠不规律，睡眠不足也很常见；轮班还影响社交，使得人显得与世隔绝；轮班者很难有规律地锻炼，有可能吃很多垃圾食物。这些因素加在一起，对健康就会有很大的影响。

但是，如果排除生活习惯的因素，轮班还是对健康有很大的影响，这就只能算在生理因素的头上了，因为这样的作息时间和人体生物钟相违背。人体内在的生物钟是以自然光线为标准的，所谓日出而作日落而息，打乱生物钟会导致身体各系统失去平衡，于是后果很严重。较之生活习惯因素，生理因素对健康的影响更为严重。

短期轮班、夜里睡眠不足或熬夜，会导致明显的疲倦，消化系统症状包括胃不舒服、恶心、腹泻、便秘及烧心，还包括失眠、容易出事故或者受伤等。这些问题等作息恢复正常后就会消失了。

长期轮班的影响首先在心血管方面，2012 年的一项整合研究发现，夜班会使患心肌梗死的危险增加 23%、患缺血性脑卒中的危险增加 5%、患各种冠心病的危险增加 24%。

其次是糖尿病和代谢综合征，日本的一项研究发现每 16 小时一班的人和正常上班的人相比，患糖尿病的几率高 50%。2007 年一项对 700 名医护人员的为期 4 年的研究发现患代谢综合征的几率高 3 倍。

之后是肥胖、抑郁、各种消化系统问题，甚至影响生育和怀孕。最后是肿瘤，2007 年 WHO 一个委员会将轮班列为可能的致癌物，已有的证据表明轮班可增加患乳腺癌的风险达 50%，对于飞行员和空姐则增加 70%，还有可能增加患结肠癌和前列腺癌的风险。不过这些患癌风险的增加是要经过长期轮班后才会出现，有可能要等 20 年以后。

有限的人体试验发现轮班者瘦素水平低，导致食欲增加，伴有高血压和睡眠问题，少部分人出现高血糖，高到可以划为糖尿病前期了。这些是在很短的时间内发生的。

说得这么吓人，让上夜班的和其他轮班的怎么办？

先要养成健康的饮食习惯，保持健康的体重，每天坚持锻炼。然后是保证充足的睡眠，尤其那些不得不在白天睡觉的人，因为自然光会使人睡得轻，因此白天睡觉要尽可能将卧室捂严实了，用深色的窗帘，带眼罩。还有一条，早晨下班回家路上要戴墨镜，这样不是装特务，而是减少和自然光的接触，免得失眠。

这样做是不是就能保证健康了？

不能，因为人体的生物节律，顺之则健康，逆之则伤损。

那么怎么办？

有可能的话，换成正常工作时间吧。

有人问：不管什么时候睡，都是早上6点醒，怎么办？

虎老师鼓掌，太好了。

幸灾乐祸？不是，是夸您睡眠习惯和虎老师一样好。虎老师正是不管什么时间入睡，6点半准醒，晚不过7点去。比如上礼拜五晚上大加班，电话上小一百口子人，我那摊子一直干到早上4点，然后倒头便睡，再睁眼一看手机，不到7点半。

很多人都有这样的感受，平时早上总想多睡会儿，可是一到周末就睡不着了，这是因为我们的生物钟是不以上班不上班而改变的，也不以什么时候入睡来改变的。

不好理解？因为只有这样才不会被进化淘汰。打个比方，远古时候，人类十几二十个一群居住着，有人像虎老师这样定点醒，有人非得睡够7小时才醒，结果天亮的时候来了猛兽，定点醒的跑掉了，睡懒觉的被吃了，许多万年这种情形不断地重复，就进化出了定点醒这个睡眠特性了。

现在在家睡懒觉至多上班迟到，不会被什么东西吃了，因此不定点醒的很多，这些人往往有睡眠问题。

平时缺觉，周末补觉是很多人的习惯，周末多睡一个小时没有关系，但多睡一上午甚至一天，则会影响到睡眠习惯。我儿子上高中的时候就是这样，到了周末狂睡。很不好，但没办法，平时那么多活动，还有作业，还要预习复习，处于长期缺觉中，唉，说美国是快乐教育的大概去的是乡下或者南方。改变这种情况，还得从平时不缺觉做起，不能总想着周末补。

大家问：应该几点睡。回答：看你几点醒。根据醒来的时间决定几点睡，前提是你的睡眠习惯很正常，每天定点醒。

如果你像虎老师这样 6~7 点时间段醒，就在 10~11 点时间段入睡。上文说了，入睡时间在 8~12 点之间，如果你 12 点入睡，那么你应该是 8 点醒，醒和赖床不一样，如果你 8 点睡，那么你应该在 4 点醒。

有这样晚 8 点睡早 4 点醒的人吗？有，我儿子高中同学就有一个，那孩子早上 4 点起来先出去跑步，然后回来写作业温习功课，天天如此，结果成了全县唯一一位进哈佛大学的。

不是所有人都能进哈佛大学的，也不是所有人能每天晚 8 点睡早上 4 点醒的，虎老师说过，我们都是普通人，因此在睡眠上就按普通人的标准要求自己，每天 10~11 点入睡，早上 6~7 点醒来。

可是，不少人之所以半夜读虎老师的文章，是因为家有婴儿，想睡个整夜而睡不成。这就是没有办法的事了，为人父母就要有牺牲，虎老师当时 3 年不得安睡，只有等小祖宗们长大了，夜里不折腾了，再恢复正常睡眠。一定要认真对待，不要搞得孩子不起夜了，您也失眠了。对了，有很多生二胎的，那就多牺牲吧。

短期补觉没有问题，您熬夜了，最近缺觉总困，就踏踏实实昏天黑地地睡一场吧，世界很大，我们要睡一睡。

7. 男人乳房那些事

有些物种的雄性动物和雌性动物在生理上差别很大，人类则相似之处远多于不同之处。男性和女性的显著不同之一是女性乳房隆起，男性为平胸。

胸大是人类对女性的审美偏好之一，这是来自远古的传统。女性的乳房在不哺乳的时候也饱满，这便是进化的后果。在没有婚姻和家庭的漫长的远古岁月中，男子选择女子的主要标准之一是能不能喂养孩子，事关后代繁衍，只能看胸，胸大的女性追求者多，经过这种长期选择，胸大的女性就被进化筛选而生存下来。

男子不用喂孩子，所以胸就一马平川，不过男子也有乳头，这是因为每一个人在最初的阶段男性基因渐渐形成，但有一些特征比如乳头形成的基因并没有改变，在长期的进化中男性乳头这种无用也无害的东西并没有被淘汰。

【男性与乳腺癌】

乳腺癌是女性的常见肿瘤之一，由于男性也有乳房组织，虽然男性激素抑制乳房组织增长，但并不能让乳房组织彻底消失，因此男性也有可能患乳腺癌。男性患乳腺癌很罕见，占所有乳腺癌的1%，也就是说女性患乳腺癌的风险是男性的100倍。男性一生中患乳腺癌的风险为1/1000。

男性乳腺癌主要发生在60~70岁人群，其危险因素之一是暴露于放射性物质下，比如经过胸部放疗的患者。有恶性肿瘤存在，进行放疗是不得已的事。除此之外要尽可能避免让胸部暴露于放射性物质下，不要过于频繁接受胸部 CT 和 X 线检查。

其二是雌激素水平过高。男性能合成少量雌激素，但在某些情况下，雌激素分泌过多，不仅导致男性乳房增大，也增加了患乳腺癌的风险。导致雌激素分泌过多的情况之一是肥胖，减肥对于男女来说都是降低患乳腺癌风险的健康手段。另外，长期服用降压药、减少胃酸的药物、治疗前列腺癌的药物等，患克氏综合征、肝硬化也会导致雌激素水平过高。

其三是遗传。如果女性亲属中有几位患乳腺癌的话，就会增加男性患乳腺癌的风险。出现这种情况，不要光想着亲属中的女性，男性成员也要去做一下基因检查，看看是否有 *BRCA2* 突变，如果有的话，一生中患乳腺癌的可能性就增加 60 倍，但并不像有这种突变的女性那么高，可以定期检查。*BRCA-1* 突变和男性乳腺癌没有关系。

其四是服用治脱发和预防前列腺癌的非那雄胺，这一条还需要进一步验证。

因为患乳腺癌很罕见，自然没有必要让每个 60 岁以上的男人定期做乳腺钼靶 X 线摄影检查，因为男性乳房组织很少，一旦有癌变的话，很容易摸出肿块，自己认为属于高危人群的可以定期摸摸胸部，也可以去检查一下 *BRCA-2* 突变。

在疾病分类和进程上，男性、女性患乳腺癌没有区别，因此在治疗上也一样，首选手术切除，辅以其他手段。

【男性也能产生乳汁？】

男性乳腺癌已经很罕见了，男性产乳就更罕见了。

对，在特定情况下男性也能产生乳汁。

在动物界,雄性的猫、山羊和豚鼠在特定情况下能产乳,只有雄性的水果蝙蝠能够很正常地产生乳汁。为什么出现这种情况,目前科学还没有解释。水果蝙蝠能够将几种凶险的病毒性疾病传给人类,从雄蝙蝠产乳的角度看,真是妖孽呀。

男性和女性一样,乳房组织中有能够产生乳汁的细胞,但光有这种细胞并不能产乳,产乳靠的是催乳激素(prolactin)。这种激素是由脑下垂体产生的,同样男女都有,但女性体内的催乳激素是男性的一倍。怀孕期间和产后,女性体内的催乳激素会增加将近10倍,使得产乳成为现实。正因为存在着乳头、产乳细胞和催乳激素,男性已经具备了产乳的能力,缺的只是如何让体内的催乳激素达到可以产乳的水平,一旦高水平的催乳激素出现后男性的乳头就会流出奶水。

这不是一种可能,而是确有其事。"二战"期间,纳粹集中营的条件恶劣无比,幸存者的身体功能被摧残至极,尤其是饿到皮包骨的地步,被解救出来后,他们获得了足够的营养,身体的功能开始恢复,但各项功能的恢复并不像发育时那样同步,脑下垂体的功能先于肝功能恢复,于是他们生产出的催乳激素并不能被肝脏及时处理,导致体内催乳激素过高,一些男性集中营幸存者便有了乳汁。

同理,如果肝功能受损的话,男性也有可能产乳。肝硬化患者就发生过产乳的现象。再同理,如果脑下垂体出问题了,产生过量的催乳激素,也有可能让男性产乳。2010年加拿大就报道了一例因为患脑下垂体肿瘤,使得控制催乳激素的健康组织受到影响,催乳激素的产生得不到控制,这位男性就有了乳汁。

过去一百多年,在世界各地发现一些男性用自己的乳汁喂养孩子的例子,有的是因为妻子死亡或者生病,有的是因为妻子的乳房被切除了,总之在没有母乳也没有代乳品的情况下,父乳上阵了,当然这些都是极其个别的例子,因为在自然情况下,男性不是想喂孩子就能喂的。

近年来国际权威机构大力提倡母乳，可是很多母亲由于种种原因不能做到纯母乳，如果通过某种无副作用的手段刺激男性产生催乳激素，这样就能刺激出父乳，可以作为母乳的补充或者替代，还能够让男性享有喂养孩子的义务和乐趣。现代社会，妇女大多外出工作，喂孩子成为一个很大的负担，如果夫妻双方都能喂孩子，对哺乳期的妇女是一种极大的解放。同性恋结婚在美国很多地方已经合法化，很多同性恋夫妻会领养孩子，如果能够刺激出男性乳汁的话，可以让同性恋夫妻更多地享受 为人父母的乐趣。

这些都是男性乳汁可能的辉煌前景，不过目前还是空中楼阁，留待后人实现吧。

8. 同性恋基因存在吗?

因为美国不少州相继认可同性恋结婚导致同性恋进一步公开化，有一个几十年的老问题又热了起来，就是是否存在着同性恋基因。

同性恋团体非常支持有同性恋基因的说法，因为这样一来证明他们是天生的，社会就不要再歧视他们，也不要逼着他们和异性结婚。传统势力则反对这个说法，认为同性恋是后天的，所以是可以干预的。一方说是原罪，另一方说是人之初性本善。

那么，科学证据是否支持同性恋基因?

首先确定同性恋基因的科学家是美国遗传学家 Dean Hamer，他在研究同性恋群体时发现如果一个家庭有几位同性恋的话，往往来自母系，因此认为 X 染色体的某段基因可能影响同性恋取向。根据同性恋亲兄弟的 X 染色体，他发现顶端的一段基因 $Xq28$ 决定一个人是否是同性恋。

这篇论文发表在《Science》上后，Hamer 成为争议人物，对他的研究结果，反对声浪非常大。持传统观点的人自然是强烈反对，同性恋人群也分为两派，一派欢欣鼓舞，因为终于有证据证明不是自己的错了，另一派则忧心忡忡，因为当时社会对同性恋还处于整体歧视状态，他们担心这样一来会出现同性恋检测法，进一步加重社会对他们的歧视和不公平。

之后有几项研究支持 Hamer 的结论，并且在另外 3 条染色体上也发现了同性恋基因。

美国西北大学一项对 400 名同性恋 DNA 的大型研究发现，无法通过 $Xq28$ 基因来准确地预测同性恋，但发现第 8 号染色体上存在同性恋基因，却同样无法精确预测。

对这个结果，正方和反方都有话说。传统势力认为这表明同性恋还是受环境和社会的影响，既然同性恋不是生而有之而是个人选择，那么同性恋合法化就站不住脚，因为从艾滋病等同性恋人群高发疾病的角度，同性恋是不利于人类健康的。支持同性恋基因的一方则指出同性恋基因看起来不是单一的，而是像身高那样由很多基因来决定的。

分子生物学的研究既没有肯定也没有否定同性恋基因的存在，来自动物界的观察则倾向于认可，因为在动物界中同性恋的存在很普遍，而且对果蝇进行基因修饰后，会使得果蝇变成同性恋，为同性恋基因的存在提供了动物实验依据。

同性恋在人群中的比例为 5%~15%，如果真有同性恋基因存在的话，从进化上似乎很难解释，因为同性恋不会有后代，这些基因不会流传下来，更不可能有这么大的比例。这种基因不利于人类繁衍，是应该被进化淘汰的。

对于这种较高比例同性恋的存在，有一种解释认为这是人类在基因水平上的壮士断腕行为，这是援引镰状细胞贫血的例子。远古时非洲恶性疟猖獗，死亡率很高，使得人类不得不从基因上做出反应，出现了一种针对疟疾的基因突变——镰状细胞贫血。这是一种遗传性疾病，珠蛋白 β 链基因发生单一碱基突变。正常 β 基因的第 6 位密码子为 GAG，编码成谷氨酸，突变为 GTG，编码成缬氨酸，使之成为异常血红蛋白 S(hemoglobin, HbS)，红细胞由正常的双凹形盘状变成镰刀形。如果孩子从父母双方各遗传得到一个异常基因，就会发生镰状细胞贫血。如果孩子只从双亲的一方遗传到一个异常基因，则不会出现症状，但会把异常基因遗传给下一代。

镰状细胞贫血对恶性疟有保护性，单核吞噬系统会将镰状细胞连同疟原虫一起清除，能够把恶性疟的死亡率降低 90%。但患镰状细胞贫血的婴儿有 25% 会死亡，第一胎孕妇的死亡率也较高。对于非洲人来说，用这种母婴死亡率去换取对恶性疟的保护性是值得的。这个基因突变在恶性疟流行区扩散开来，非洲、南亚和中东人中多达 40% 的人具有这个基因突变。

回到同性恋基因上，支持方的专家认为这是一种"爱男基因"，主要用途是让有这些基因的女性在性方面更早熟，因此能够生更多的孩子，从而具备进化优势，其代价是如果男性有了这些基因就会变成同性恋。这个理论有证据支持，在意大利进行的研究发现同性恋男子的女性亲属生孩子的数量是其他妇女的 1.3 倍。这在选择上是一个巨大的优势，其代价是男性亲属是同性恋，相比之下，获得的益处大于弊端，因此被进化筛选出来，一代一代地通过 X 染色体遗传下来。

同理，男性也应该有"爱女基因"，这种基因在男的身上是进化优势，会有更多的后代，但在女的身上就是女同性恋，也同样益处大于弊端，得以遗传下来。这种"爱女基因"不可能通过性染色体遗传，而会在其他染色体上，因此女同性恋在数量上不如男同性恋，而且其中双性恋的比例较大。

还有一种理论可以解释正反两方，这是援引身高的例子。身高是由多种基因决定的，能长多高要看各种基因组合与实际情况，是不可预测的。同性恋很可能也一样，除了 X 染色体上的 *Xq28* 之外，还存在其他"爱男基因"，此外还有"爱女基因"，每个人都有这两种基因，在人群中总数可能有上万个。

每个人遗传了不同搭配组合的这两种基因，之后还有环境和发育的影响，其情况就变得无法预测。如果某种"爱男基因"在男子身上占支配地位，就是男同性恋。某种"爱女基因"在女子身上占支配地位，就是女同性恋。其支配的程度决定同性恋倾向的严重程度，而大多数人则两者都不占支配地位，因此多数人是异性恋。

这就解释了为什么能够在同性恋人群中发现共享的某些基因，而又无法根据这些基因来预测是否为同性恋。同性恋的出现很可能是先天和后天的共同结果。

　　同性恋基因应该是存在的，但并不仅仅存在于同性恋人群。我们身上都有这种基因，男同性恋和女同性恋只是两个极端而已。

9. 胎儿越重越健康？

济南一位产妇生下 12.9 斤巨大婴儿，又一次引发了出生体重和健康关系的话题。

在医学不发达的年代，人们希望生下来的婴儿越重越好，因为生存机会多，但是也观察到胎儿过大容易难产的现象。此外一些直观的观察认为不同种族之间存在差异，比如黄种人的孩子又小又轻，白种人的孩子又大又重等。

5 年前，世界卫生组织进行了一项全球调查，发现不同种族的健康母亲生下的婴儿在身长上没有区别，平均 49.5 厘米±1.9 厘米。近年的一项研究证实了这个结论。这项新研究对巴西、中国、印度、意大利、肯尼亚、阿曼、英国、美国这 8 个国家的 6 万多名健康母亲的胎儿身长进行测量，出生后再测一次，发现决定身长的并非种族和地区，而是食物、医疗照顾和生活水平，无论哪个地区、哪个种族，吃健康饮食、接受现代化医疗照顾的孕妇，无论在子宫里还是生下来，孩子的身长都是一样的。

那么体重怎么样？美国对 1958—1966 年 17 347 名下层白人和黑人孕妇的胎儿进行测量，发现白人男婴比黑人男婴平均重 140 克，白人女婴比黑人女婴重 110 克。

在这些研究中用来测量子宫里胎儿身长的是超声波，除了测量身长外，还可以测量体重。除了产科超声检查外，还有触觉评估、临床危险因素评估、产妇自我评价等几种方法。这些方法中，最常用的还是产科超声检查。由于产科超声检查的应用，对出生体重估计的准确性得到很大提高。

胎儿在母亲肚子里，超声波所做的也只能是估计。有几种计算方法，都基于4个指标，胎儿双顶径（BPD），即胎儿头部左右两侧之间最宽部位的长度；头围；股骨长；腹围。各种方法计算出来的值和实际体重会有一定出入，最多可能达到±16%，因此有的孩子生下来时的体重和之前估算的出入较大。

估算新生儿体重是为了给妇产科医生一个指标。决定新生儿体重的原因很多，包括遗传；母亲的健康情况，怀孕期间患病会影响到胎儿体重；环境因素，比如接触二手烟会影响胎儿体重；经济因素；其他因素，比如多胎等。体重异常有两种情况，出生体重过低和出生体重过高。

出生时体重低于2500克就被认为是出生体重过低，孩子有可能出生时太小，也有可能早产，或者两者都是。有很多原因可以造成出生体重过低，吸烟、饮酒、大气污染是几个主要因素，也是中国人值得重视的危险因素。和体重正常的新生儿相比，出生体重过低的新生儿出现健康问题的风险更大，其中有些婴儿在出生后6天内容易生病或者形成感染，其他婴儿会出现运动、社交和学习方面的问题，还会增加婴儿猝死综合征的风险。

新生儿体重过低有上升的趋势，美国的资料是占7.6%。除了上面说的因素之外，还和最近流行的减肥风潮有关，有些孕妇怀孕期间摄入的营养不足，或者刻意减肥，都有可能导致胎儿出生体重过低。因此除了不要吸烟、饮酒，远离二手烟，尽可能避免环境污染之外，还要吃健康饮食和保持适当的体重，以预防新生儿出生体重过低。

既然出生体重过低会引起短期和长期的健康问题，是不是越重越好？尤其是现在可以做剖宫产，不用再担心难产。

出生体重大于4000克就被认为是出生体重过重，有专家甚至认为亚洲人3500克以上就算出生体重过重。在美国，出生体重过重的比例和出生体重过轻的比例差不多。胎儿体重过重除了对胎儿健康有影响之外，还对母亲的健康产生影响，会增加母亲患慢性疾病的风险。

由于婴儿过大，要呼吸更多空气，会导致心肌肥大，甚至出现脑部损伤。这些过重胎儿往往会导致母亲患妊娠期糖尿病，这样一来胎儿发育在一个高糖的环境中，出生之后，高糖的生活环境不见了，这些婴儿会患低血糖，需要特别护理，甚至出现黄疸，日后更容易患肥胖症、糖尿病和代谢综合征。

由于人群肥胖和超重的比例越来越高，一些孕妇也属于这个范畴，她们生出的婴儿很有可能出生体重超重，对这类孕妇则要控制怀孕期间的体重增加。

从进化的角度，健康胎儿的体重应该适中，既不能过低，也不能过高，这样既不容易难产，也能够保证健康。过低似乎与进化无关，主要是营养不足、饮食习惯、不良嗜好、环境因素等原因造成的，也是很容易纠正的。而过高则有可能和进化有关，科学家怀疑胎儿体重过重是一种不情愿的胎儿编码，在动物实验中发现过度的营养导致胎儿基因活化、器官功能、胰岛素和其他激素的形成都发生变化。从人类进化的角度考虑，这种情况造成一种不利于胎儿存活的环境，似乎是一种自发的终止妊娠的功能。

如果胎儿体重过轻，医生会很容易劝说孕妇增加营养，但如果体重过重的话，很多孕妇及其家属并不认为是不好的，甚至可能沾沾自喜，使得预防新生儿体重过重更加困难。

预防新生儿体重过重要控制饮食和加强锻炼，尤其是在控制饮食上。人们常说孕妇是吃自己和胎儿两个人的饭，并没有意识到这只是一种抽象的比喻，是说孕妇要比怀孕以前吃得营养成分多一些，绝对不是很多人理解的要多吃一倍。

应该多吃多少？按哈佛医学院 Emily Oken 医生的说法，对于大多数孕妇来说，她们的摄入量只需要多增加 10%。按照这个比例，大部分孕妇都摄入过多，如果再按照保胎的传统说法很少运动的话，就很有可能导致胎儿体重过重，影响自己和孩子的健康。

10. 关节响是怎么回事?

关节是骨与骨之间的连接处,正因为有它们的存在,动物才能够四处活动,因此关节非常重要。

关节会发出响声,可以发出爆音、断裂声、摩擦声、折断声等,其中最常见的是断裂声,可发生在指关节、膝关节、踝关节、背部和颈部。电影里经常出现这样的镜头,打斗前扭扭脖子,发出断裂的声音。

关节响有几个原因:

- 气体逸出:关节中存在着起润滑作用的关节液,液体中有氧气、氮气和二氧化碳。当挤压关节时,关节囊伸缩后,气体快速释放,形成气泡,就有了响声。这个机制是防止再次挤压关节的,因为要等气体返回关节液里才能再次挤压。

- 关节、肌腱和韧带活动:活动的时候,如果姿势和位置不对,就会出现响声。这也是在提醒人,位置不对了。

- 粗糙的表面:出现关节炎后,因为光滑的软骨损伤而出现粗糙的表面,摩擦的时候会出现响声。

前几点是生理性的关节响,最后一点才算不正常状态,但是考虑年龄增长的原因,也不算病态。

上面讲的是客观存在的现象,关节响还有主观存在的现象,因为有人特别喜欢挤压手指,发出脆脆的声音。长期以来有一种说法,这样做会导致关节炎,但并没有证据支持。2011 年一项研究比较了挤压关节和不挤压关节者的指关节情况,结论是不管挤压了多少年和多么频繁,并不会导致指关节炎。其他研究的结果也是一致的。

有一位叫 Donald Unger 的医生在 60 年间每天都用右手挤压左手指关节，结果一点不良后果都没有，他于 2009 年因为这么长时间地用自己的手来做实验而获得搞笑诺贝尔医学奖。

正常情况下，关节响是正常的，什么事都没有。不管什么原因造成的，关节响本身用不着治疗，因为关节响不会在日后引起什么问题，而且也没有特别的锻炼或者补充剂可以预防关节响。

真正值得注意的是当关节响的同时出现疼痛，或者关节响伴有肿大，这两种情况都需要去看医生，特别是膝关节。

膝关节响的同时出现疼痛，有下列两种可能：

- 半月板撕裂：主要发生在年轻人身上，尤其是运动损伤；
- 软骨损伤或者磨损：磨损主要发生在中老年人身上，最严重的是骨质疏松。

软骨磨损是随着年龄增长而不可避免的，关节响不足担忧，值得担忧的是膝盖的健康，因为骨质疏松是无法治疗的，只能靠预防。

膝关节的健康首先靠锻炼，每周至少锻炼两次，使得膝盖和腿部变得强壮，特别是支持膝盖的肌肉。锻炼的时候要先热身，做伸展运动，一开始不要太剧烈。运动鞋也要跟脚，而且要定期更换，因为鞋子本身也存在着磨损。其次也是更重要的，是维持健康的体重，因为超重和肥胖是骨质疏松的一个主要危险因素。

只要不疼不肿，不必为关节响而担心。

11. 冷暖

没结婚的时候，看到把娶老婆叫暖炕，心里向往得痒痒，等真结婚了才发现俗话真坑人，谁暖谁呀？

和男人相比，女人手脚冰凉，躺在一起，咱得暖和她。

皮肤下有热受体细胞，可以感受外界温度的变化，在正常情况下，我们的皮肤处于一种很舒服的温度，不信你们相互摸摸，是不是感觉很好？

当热受体细胞感受到寒冷时，就会关闭毛细血管，让血液流向心脏、肺等器官，这是人体的防护功能，在寒冷的气候中让内脏保持温暖，免得出问题。这样流向皮肤的血量就会大大减少，其上限可达2~3升每分钟，下限则低到0.02升每分钟。这就是为什么寒冷的季节手脚和脸部很冷、冻伤后会丢掉手指的原因。

但是，女人在这方面比男人还严重，女人的体表温度比男人低2.8华氏度，但女人的内在温度比男人高0.4华氏度，加上女人血压低，因此女人的手脚普遍比男人冷。

下一次如果一位姑娘喊手凉，不要认为她是在撒娇，她可能真的感到手很冷，如果模样可人的话，赶紧握住吧。

对这种男女差别有一种未经证实的解释，女人之所以体内温度高，是为了保护胎儿。没有怀孕的女性也时刻准备着，我们的母亲在我们没有孕育之前就为我们准备了一个温暖的摇篮。

男人和女人生活在一起，其实就是我温暖你的手和脚，换取你火热的心。

12. 唇

唇者，人皆有之。

嘴唇是人类最不浪费的地方，吃饭、亲吻、吐痰、流口水，对了，抹口红。

抹口红是为了美，应该没有什么实际意义。可是大概是因为太大锅饭了，法国就有那种闲得无聊的社会学家决定研究口红的颜色和小费的关系，他们研究了7名女招待的700多笔小费，结论是抹红色口红的收到的小费最多，不过这个现象只见于男顾客，如果是女顾客的话就没有区别了。

红唇啊红唇。

苏格兰心理学家Stuart Brody的研究就很有深度了，他发现上唇有突出结节的女性更容易达到性高潮。

放心，这个研究不是在韩国做的。

美国心理学家的研究也很有意思，他们发现男人希望女人的嘴唇越大越好，而女人则喜欢中等大小嘴唇的男人。

所以女明星多大嘴。

嘴唇最通俗的用处是接吻，但直到500年前，接吻还只是少数地区的习惯。欧洲人到来之前美洲大陆没人接吻，太平洋上也没有这习惯，撒哈拉以南非洲一样不接吻。接吻并不是欧洲人发明的，居然是印度人创造的，被亚历山大军团带回了欧洲。

印度人真是的，如此重要的文明创造，居然不去申遗？

嘴唇会随着年龄变薄的，因为它有胶原蛋白成分，年纪越大，身体产生的胶原蛋白就越少，多吃也没用，于是嘴唇就变薄。另外就是紫外线的作用，所以要抹有防晒成分的口红或唇膏。

男人怎么办？

抹防晒口红或者唇膏的话，恐怕有妖气。

还是趁着年轻把该亲的唇吻个够吧！

13. 连体婴儿是怎么回事？

美国内战后期，北军追击南方总统戴维斯来到北卡罗来纳州。因为人手不够，在敌区征兵。按人名抽签，被抽中者强迫入伍。刺刀之下，南方的百姓只好认命。征兵进行得很顺利，结束以后发现多出一个。负责此事的斯通门将军是一个非常认真的人，下令除非是自愿的，否则不许强征没有抽中的。属下说多出的这位不是自愿的，可是不来不成。后来出任加州州长的斯通门将军一看，原来是这样，算了两位都不要入伍。

因为这是美国独一无二的肝脏连体双胞胎崩克兄弟，一个叫恩一个叫昌（Eng Bunker and Chang Bunker），是泰国的华侨，被征兵的时候54岁了。两人胸部相连，共用一个肝，被抽中的是恩。两人从小被妈妈卖给美国人，参加马戏团周游世界到处表演，没多久就成了环球名人。10年后兄弟俩厌倦了到处做秀的生活，在北卡罗来纳州买了几百亩地。因为名气很大，很快就入籍，买了几十个奴隶，当起奴隶主来了。哥俩走南闯北见多识广，用当时最先进的办法种植高档烟叶和农作物，还兼营养殖业，发了财。

1843年兄弟俩结婚了，娶了一对姐妹，在当地引起轩然大波，女方家长也反对，倒不是觉得4人同床伤风败俗，而是不同意女儿嫁给亚洲人。但姐妹俩愿意，

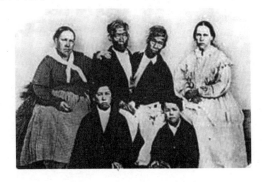

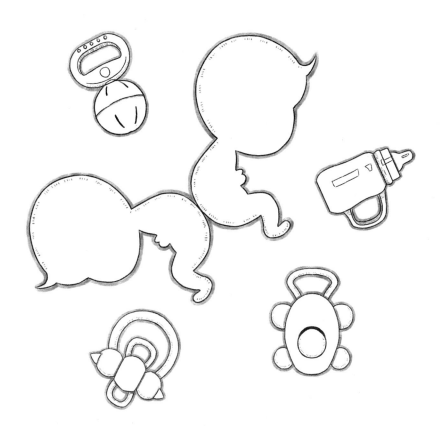

两对夫妻一共有 21 个孩子。1874 年兄弟俩 63 岁的时候一起去世。

崩克兄弟是历史上最有名的连体兄弟。最早的连体婴儿记载出现在公元 10 世纪。

连体婴儿是受精卵早期分裂不完全造成的，女性多于男性，比例为 3:1。正常情况下，受精卵在受精后 8~12 天分裂成两个，如果在 13~15 天之间分裂，就会出现连体婴儿。因为过于罕见，比例在 1/20 万 ~1/5 万，其具体原因还不清楚，只知道在拉美人中多于在欧美人中，在南亚、非洲也多于其他地区。没有明显的症状能够在怀孕期间发现是连体婴儿，有可能生长过快，孕妇在怀孕初期更容易疲倦、恶心、呕吐。连体婴儿可以在第一孕程用常规超声检测出来。

连体婴儿多于胸、骨盆、头部和臀部相连，有可能共享一个或多个内部器官，极少数情况，会出现一大一小不均等发育的情况。连体婴儿必须剖宫产，40%~60% 的连体婴儿是死胎，剩下的 35% 只能存活一天，只有一半能够存活到做分离手术。

怀连体婴儿的孕妇要受到特别照顾，事先做好剖宫产的准备，通常在预产期前 2~4 周进行；也要有紧急分离手术的准备，因为一旦在分娩中或分娩后出现其中一位婴儿死亡、威胁到另外一位生存等情况，必须马上进行分离手术。

正常情况下，连体婴儿分离手术在出生后一年内进行。能否做分离手术，则要考虑下面一些因素：婴儿是否共享对生命至关重要的器官、婴儿的健康情况是否容许做分离手术、成功的几率、手术之后还要进行哪种重建手术、如果不做手术的话婴儿会面临什么问题等。

分离手术并非唯一的选择，虽然从生理角度是最佳的治疗，但这种手术很复杂，是对医学的挑战，也是医学上的奇迹。

1957 年在美国俄亥俄州成功地进行了第一例连体婴儿分离手术，这是美国俄亥俄州的一对男婴，共享肝脏，但有各自的心脏。20 年后，美国约翰·霍普金斯医院一支 50 人的团队经过 22 小时的手术，第一次成功地分离脑部连体婴儿。

2001 年，新加坡的医生成功地分离了一对尼泊尔脑部连体婴儿，手术之后，一位婴儿无法行走，另外一位有脑部损伤，7 年后去世。

2000 年出生在马耳他的一对连体婴儿，一个强壮一个体弱，体弱的很快就会去世，这样另外一个也不能存活很久，但如果进行分离手术的话，体弱的会马上死亡。由于有宗教势力反对，只能由法庭裁决。最后法庭决定进行分离手术。手术的结果如预期，一个当场死亡，另外一个过上正常人的生活。

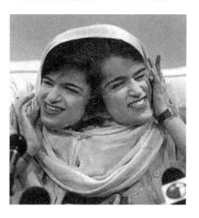

不仅婴儿可以进行分离手术，也有成人接受分离手术。上图是伊朗一对 1974 年出生的姐妹，头部相连，但有各自的大脑。1996 年她们来到德国，希望进行分离手术，但医生认为太危险，拒绝了。2002 年她们找到成功分离尼泊尔脑部连体婴儿的新加坡医生，医生认为风险很大，但她们下了决心，这场手术引起国际瞩目。

这场手术聚集了国际连体分离手术的名家，阵容极其庞大，包括 28 名外科医生和上百名辅助人员。2003 年 6 月 8 日，分离手术获得成功，但由于失血过多引起并发症，姐妹俩相继死于手术台上。

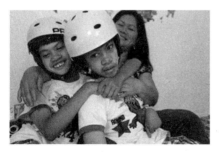

左图是一对 10 年前经过分离手术分开的连体双胞胎，他们脑部相连，传统的做法是牺牲其中一个，但医生采取了阶

段性手术的办法，9 个月内进行了 4 次手术，成功地让两个孩子都存活了下来。代价是两个孩子都有一定的伤害，其中一个患有癫痫，必须使用药物控制，只能有限地使用左手和左脚，所以只好坐轮椅；两个孩子都有语言障碍。

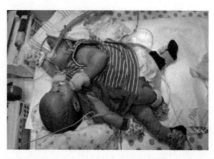

这个例子说明连体分离手术并不能保证完全健康地发育，对于这一对来说，则是唯一的选择，因为如果不手术的话，他们将不会存活多久。

右图是于 2014 年 12 月进行手术分离的一对美国连体婴儿。在怀孕 4 个月的时候，超声波检查发现孕妇怀有连体婴儿，他们被推荐到得克萨斯儿童医院的胎儿中心，因为那里于 1992 年成功地进行了一例连体婴儿分离手术。

孕妇及其全家搬到休斯敦，在得克萨斯儿童医院接受医疗照顾，在怀孕 8 个月的时候通过剖宫产生下了这对连体女婴。她们腹部相连，共享肝脏、横膈膜、骨盆、小肠和心脏血管。医生对存活很有信心，认为最大的挑战是分开之后，她们能否正常地走路。

14. 酸儿辣女是规律吗?

酸儿辣女是中国民间流传很久的说法,认为如果孕妇喜欢吃酸东西的话,怀的是儿子,如果喜欢吃辣的的话,怀的是女儿。

之所以有这样的说法,是因为怀孕之后,由于激素和代谢的变化,使得孕妇对某些食物的渴望增强,也许是突然爱吃某种菜系,也许偏爱甜的、酸的、辣的食物或者肉类。激素变化会改变人的味觉和嗅觉,营养缺乏会使人产生很奇怪的对某些食物甚至非食物的渴望,此外还有怀孕期间的心理变化,这些因素都导致孕妇的饮食习惯发生改变。这种改变在旁人眼中,似乎和胎儿性别有关,加上一些个例,于是就有了酸儿辣女的说法。

酸儿辣女是一种毫无科学根据的说法,很容易推翻,因为有些地区的饮食以酸为主,更多地区的饮食以辣为主,如果真的是酸儿辣女的话,上述这些地区的人口性别比例会严重失调,比如四川,就应该是女儿国了,山西则应该是男人世界。实际情况并不是这么回事,各个地区男女比例大致平衡,所以说酸儿辣女是被人牵强附会出来的。

认为孕妇对食物的偏好与胎儿性别有关系,不是中国人的独创,中国人有酸儿辣女之说,外国人也有类似的说法,但他们的说法和酸儿辣女很不一致。

流传比较广的说法是,如果孕妇爱吃甜的,整天吃巧克力和糖果,或者爱吃奶制品,特别是爱喝牛奶,那样的话怀的是女儿。这种说法同样没有证据,孕期天天吃巧克力也不能保证生下来的是女儿,倒是很可能吃成一个大胖子。

关于生男孩的说法则和酸儿辣女对不上,他们认为如果孕妇爱吃酸的、咸的、辣的或者高蛋白食物，怀的就是男孩。这种说法对于中国人来说真是太好了，山西人依旧很放心，四川人、贵州人、湖南人彻底松口气，口味很重的山东人也高兴了，更重男轻女的韩国人可以使劲儿地吃辣白菜了，可惜依旧是没有任何证据的说法。

另外一种说法是如果孕妇喜欢含吸柠檬，就是男孩，这个说法接近酸儿了。还有一种说法说如果孕妇变得无肉不欢，就是儿子。不管含吸柠檬还是爱吃肉，认为只要在孕期曾经爱好过，即便后来不喜欢或者不吃了，也算，就是儿子。可见希望生儿子是一种很普遍的愿望。但是，和上述的所有说法一样，还是没有证据。碰上了就碰上了，碰不上就碰不上，因为胎儿的性别和孕妇对食物的喜好或者渴望没有必然联系，起码迄今没有发现任何相关性。

如果想知道胎儿的性别，最可靠的方法是胎儿性别检测，比如等到怀孕 20 周之后，超声波就可以看出是儿是女。时代不同了，是儿是女并不是最重要的事，最重要的是保证怀孕期间的母子健康和安全，生下健康的宝宝。

15. 多胞胎

前一阵流传着一则消息，印度的一名女子一胎生下 11 个孩子，这是一则假消息，11 名婴儿并非一母一胎所生，而是 11 位母亲在一家医院同日生的。而另外一则消息则是千真万确的，美国一位产妇剖宫产生下四胞胎一小时后死亡，这是一个很罕见的例子，因为以现在的医疗水平，怀多胞胎的产妇一般不会出现意外。

多胞胎最常见的是双胞胎，目前最高纪录是八胞胎。第一例八胞胎于 1998 年发生在美国得克萨斯州，一个胎儿去世，另外 7 个胎儿存活。最近的一例于 2009 年发生在美国加州，8 个婴儿迄今都存活。9 胞胎有几例，但出生后存活的婴儿很少，而且在几天内都死亡了。此外还有 10 胞胎、11 胞胎和 15 胞胎，但不是自然怀孕的。曾经有自然怀孕的 12 胞胎，但这些胎儿无一存活，因而 8 胞胎就成了迄今为止人类生育的上限。

自然怀孕的多胞胎一种是因为一次产生多个卵受精，因为是来自不同的卵子和精子，胎儿具有不同的遗传特性，相貌不同，性别也可能有所不同，龙凤胎就是这种情况；另外一种是因为一个受精卵在分裂过程中分离成两个或多个独立的胚胎，这种分裂产生的胎儿具有相同的遗传特征，性别相同，性格和容貌也酷似。

近年以来多胞胎越来越多，其原因并非是自然受孕的比例增高，而是因为试管婴儿或促排卵药引起的。试管婴儿技术为了解决受精卵着床比例不高的问题，一次会将多个受精卵植入，促排卵药则会导致多个卵子成熟，因此促排卵药被称为多仔丸。这种受孕治疗所导致的怀孕中有高达 35% 是多胞胎，包括双胞胎。

另外一个因素是 35 岁以上的女性怀孕常常是多胞胎，其原因还不清楚，理论上可能是因为年纪大的女性的卵泡刺激素水平高。

多胞胎并不是好事，因为孕妇的肚子就那么大，胎儿一多就拥挤了，最大的问题是早产。双胞胎早产率超过一半，为 51%，三胞胎的早产率则达到 91%，而单胞胎的早产率只有 9.4%。早产容易导致出生体重过低。多胞胎的另一个问题是胎儿死亡率高，此外胎儿残疾率也高，孕妇也有可能出现意外。

人们寻求受孕治疗是因为在自然情况下无法或者很难怀孕，没想到反而一次怀了好几个，给孕妇造成很大的负担，还经常发生意外。我原来的一位同事就是因为做试管婴儿，怀了三胞胎，怀孕期间出现意外，幸亏被及时发现，保住了性命，但胎儿都夭折了。

多胞胎多发生在美国，和美国相关法律有关。对试管婴儿美国有针对性的建议，35 岁以下妇女一次只植入一个受精卵，最多不能超过两个，除非情况特殊；对于年纪大的妇女，每次最多植入 5 个受精卵。

但是，美国和其他国家不一样，对上述推荐并不强制执行。为了提高试管婴儿的成功率，大多数医生都会植入过多的受精卵。根据 2006 年的数据，只有 11% 的试管婴儿只植入一个受精卵。

从健康的角度来看，植入一个受精卵是最佳做法，尽管会导致重复植入，但可以避免多胞胎。但是重复植入会导致费用增高，一次试管婴儿植入的费用达到 12 000 美元，如果一次只植入一个受精卵，成功怀孕的费用很可能达到 10 万美元，这笔费用通常保险公司不报销，因此患者为了省钱也要求一次多植入几个受精卵以提高成功率。

前面说的加州那个八胞胎的母亲在此之前通过试管婴儿已经生出了 6 个孩子，那一次医生植入了 12 个受精卵，她生这么多孩子是为了吃救济。为她做试管婴儿的医生被吊销了执照，后来她因为隐瞒收入冒领福利而被定罪。

每年美国有 5 万名试管婴儿出生，试管婴儿是一个发展极快的行业，行业竞争也很激烈，医生们迫于竞争的压力，为了提高成功率而多植入受精卵，造成更多的多胞胎出生。

解决这种问题的办法有两个，一是像很多国家那样，医疗保险为试管婴儿报销，这样医生们就没有必要一次植入多个受精卵，可以保证没有那么多的多胞胎比例，生出的婴儿就会更加健康。但这会增加医疗保险的负担，最终由全社会埋单。二是提高试管婴儿技术，目前试管婴儿的成功率为 20%~30%，如果能够提高成功率，医生们就不会一次植入过多的受精卵，这样才能彻底解决这个问题。

16. 顺产的婴儿更聪明?

剖宫产是现代医学的一项进步，使得许多难产的孕妇母子得以保全。在过去十几年间，全球范围内，剖宫产的比例越来越高。中国的剖宫产率达 46%，为世界第一。其他国家剖宫产率也高于实际所需水平，英国公立医院的剖宫产率约为 25%，私立诊所则高达 60%。

剖宫产越来越多的原因是对于医生和产妇来说都很便利，但这种便利是有代价的。顺产是自然的分娩方式，顺产的婴儿比剖宫产的婴儿有很多优势，剖宫产的婴儿日后会有一些健康上的问题。

丹麦的一项对 34 000 名儿童的调查发现，剖宫产的婴儿患呼吸道感染的危险是顺产的婴儿的 4 倍。

另外一项研究发现剖宫产的婴儿患肥胖症的危险是顺产的婴儿的 2 倍。还有一项研究发现头胎剖宫产的孕妇在怀二胎时更容易发生胎盘前置。

除了健康上的问题之外，通过这两种分娩方式出生的婴儿在智力上有没有区别?

之前的一些研究发现剖宫产的婴儿比顺产的婴儿更为聪明，难得地为剖宫产背书，但近年来的研究否定了这个结论。

2010 年伊朗科学家的一项研究，对 6~7 岁儿童进行比较，证实了之前的研究结果，即剖宫产婴儿智力测验分数高，但发现和父母的教育水平有关，因为剖宫产婴儿父母的教育程度普遍较高，因此在成长过程中，儿童接受教育的条件较好，特别是早期教育，使得这些儿童的智力测验分数高。在去除父母教育水平、母亲岁数等因素后，发现顺产的婴儿与剖宫产的婴儿之间在智力测验上没有显著区别。

这项研究说明了一个问题，教育程度高的人更倾向于剖宫产，这是过度医疗的一种。

2012 年美国科学家的一项研究，在小鼠模型上通过对海马区域的研究，发现顺产的小鼠和剖宫产的小鼠相比，一种叫 UCP2 的特殊蛋白水平高。这种蛋白可以促进短期和长期记忆，有助于成年后的智力发展。这种蛋白还能提高新生儿母乳喂养的机会，这就解释了其为什么在顺产的小鼠中水平高的原因。

这项研究虽然只是在动物试验上得到的结果，但从机制上为顺产的婴儿更聪明提供了证据。但是也正因为是动物试验的结果，在人群中是否会出现同样的情况还有待证实。此外 UCP2 蛋白水平高，并不表明肯定会聪明。因为人的聪明才智后天的影响很大，家庭条件、父母的言传身教、教育水平、学习环境的竞争性等，都可能影响儿童的智力发展。

顺产的婴儿是否更聪明？到目前为止，还不能下结论，有待进一步研究。但起码可以说顺产的婴儿不笨，不存在智力问题，根据有限的研究，可能比剖宫产的婴儿在智力发展上具备一定的优势。在此基础上，加上剖宫产有可能出现的一些健康上的问题，足以提醒医生和产妇们，能够顺产的话，还是要争取顺产，剖宫产要在确实无法顺产的情况下才可实施。